毛穴道

もう一生悩まない。

［著］毛穴道研究会
［監修］皮膚科専門医 亀山孝一郎

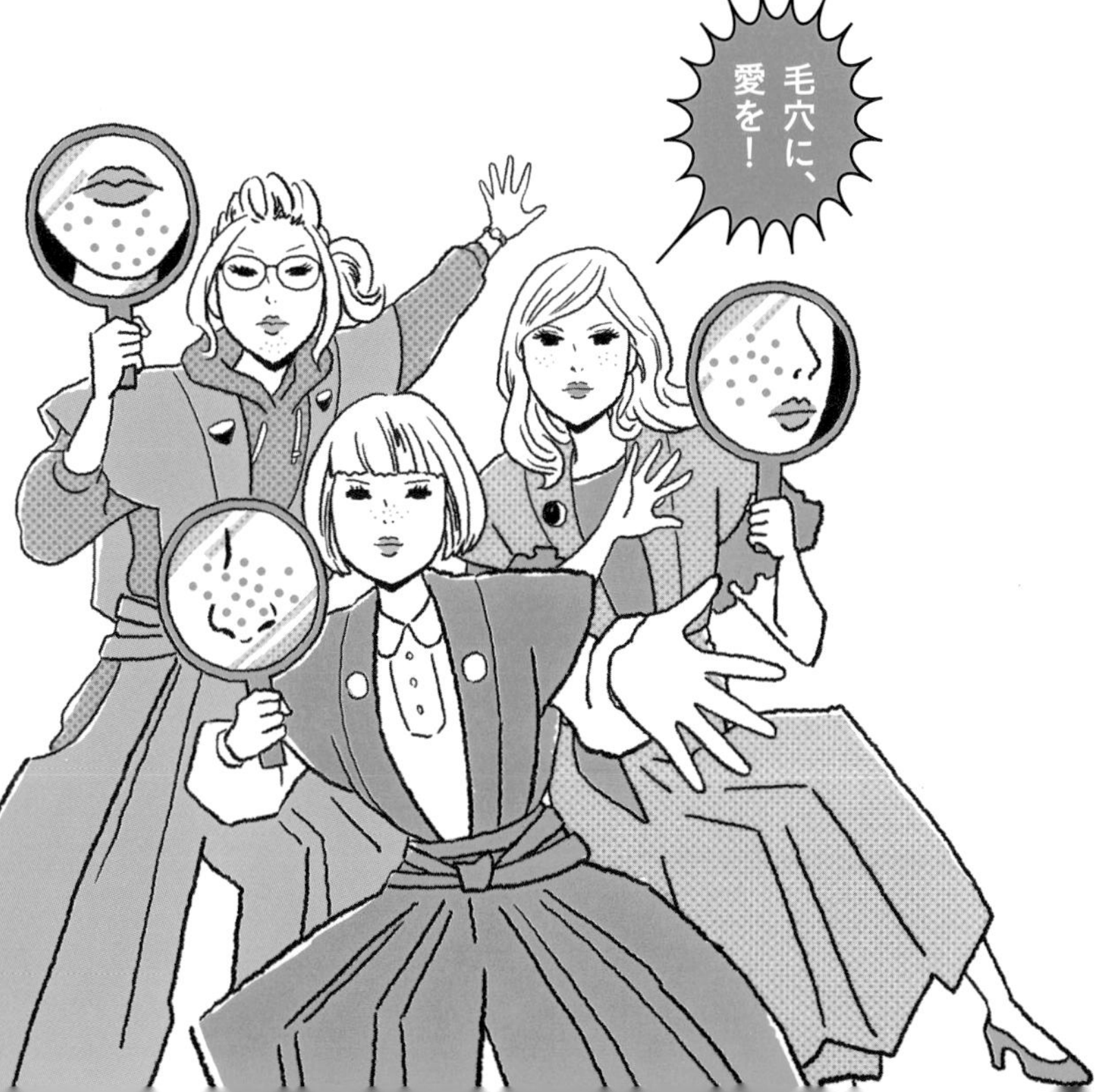

はじめに

この本を手に取ってくださったあなたは、「毛穴が気になって仕方ない。どんなお手入れをしたらなくなるの？」「こまめに汚れを押し出しているのに、毛穴は大きくなる一方」「頬の毛穴が広がってきて、ファンデーションが落ちる」など、毛穴問題に四苦八苦しているのではないでしょうか。または「憧れの女優さんやモデルさんのような毛穴レス美肌になりたい！」と、夢を抱いている方もいるかもしれません。

美容メディア『VOCE』のwebサイトを訪れる読者の検索ワードTOPは、いつでも〝毛穴〟だそうです。『VOCE』の読者層は20〜30代が中心。40代になるとシミやシワなど、ほかにも肌悩みが増えてきますが、毛穴の悩みは依然として上位にあがります。なぜ、ここまで毛穴は女子に嫌われてしまうのでしょうか。

大きな理由に、毛穴は〝だらしなさ〟や〝不潔感〟の象徴に見られやすいということがあると思います。毛穴が詰まっていると、顔に汚れが残っているような気がして落ち着かないし、ザラついて肌に透明感が出ない。頬の毛穴がぽっかり開いていると、お手入れをサボっているように見えてしまう。おまけにメイクをしても、ファンデーションが引っかかったり毛穴落ちしたりして、なかなかきれいに隠せません。

毛穴の悩みさえなくなれば、もっと自信をもってハッピーに過ごせるのに……。そんな女子たちの願いを受け、私たちは「毛穴道《けあなどう》研究会」を結成。毛穴研究の第一人者である皮膚科専門医、スキンケアの取材歴20年以上の美容エディター、女優やタレントの信頼も厚いヘア&メイクアップアーティスト、毛穴に悩む『VOCE』読者9名がそのメンバーです。毛穴が目立ってしまう本当の原因、毛穴を目立たなくするスキンケア、インナーケアや生活改善のポイント、メイクでの上手なカバー方法まで、これまでにない視点の情報をわかりやすくまとめました。

毛穴は本来、悪者ではありません。生きていくのに必要な体の器官のひとつであり、毛穴が機能しないと、美肌になるどころか肌トラブルが続出してしまいます。毛穴を〝なくす〟のではなく、〝上手にコントロールして目立たせない〟ことを考えるべきなのです。私たちはこれを「毛穴道」と命名。小手先のテクニックやあいまいな知識ではなく、毛穴の悩みから一生解放される本物のメソッドをお贈りします。

CONTENTS

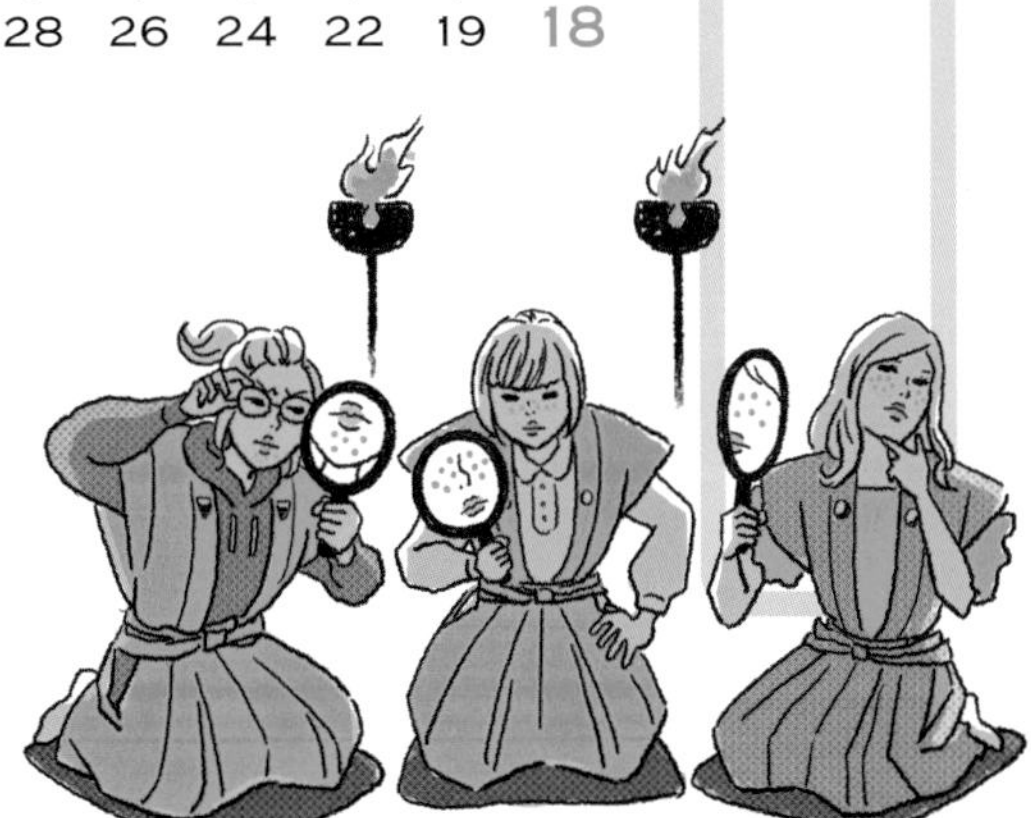

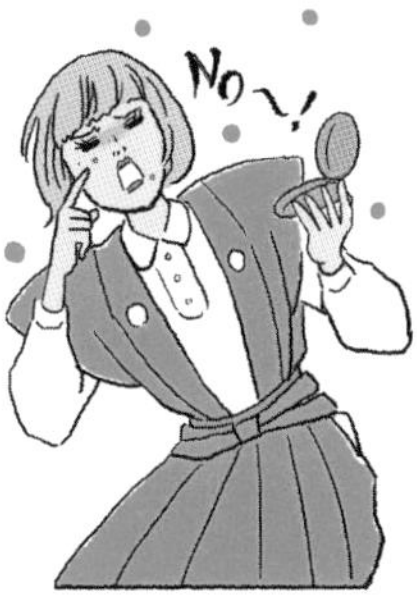

第2章 毛穴をなだめる

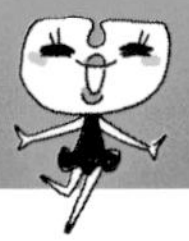

CONTENTS

第3章 毛穴を愛する

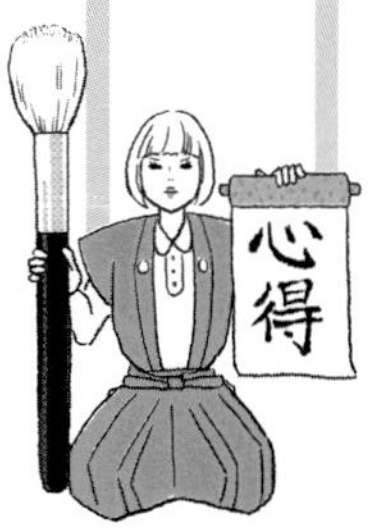

毛穴道とは何か

×毛穴はやっつけるべきもの

詰まった毛穴やたるんだ毛穴は、不潔でだらしない印象に見え、憎き存在!? でも、そうなる理由はどこにあるのでしょうか……?

○毛穴は愛を注ぐべきもの

毛穴が詰まる&開く理由を知り、毛穴の頑張りに気づけば、きっと愛すべき存在に変わります。目から鱗の〝理由〟を本書で解説。

毛穴は勝手にきれいになる！

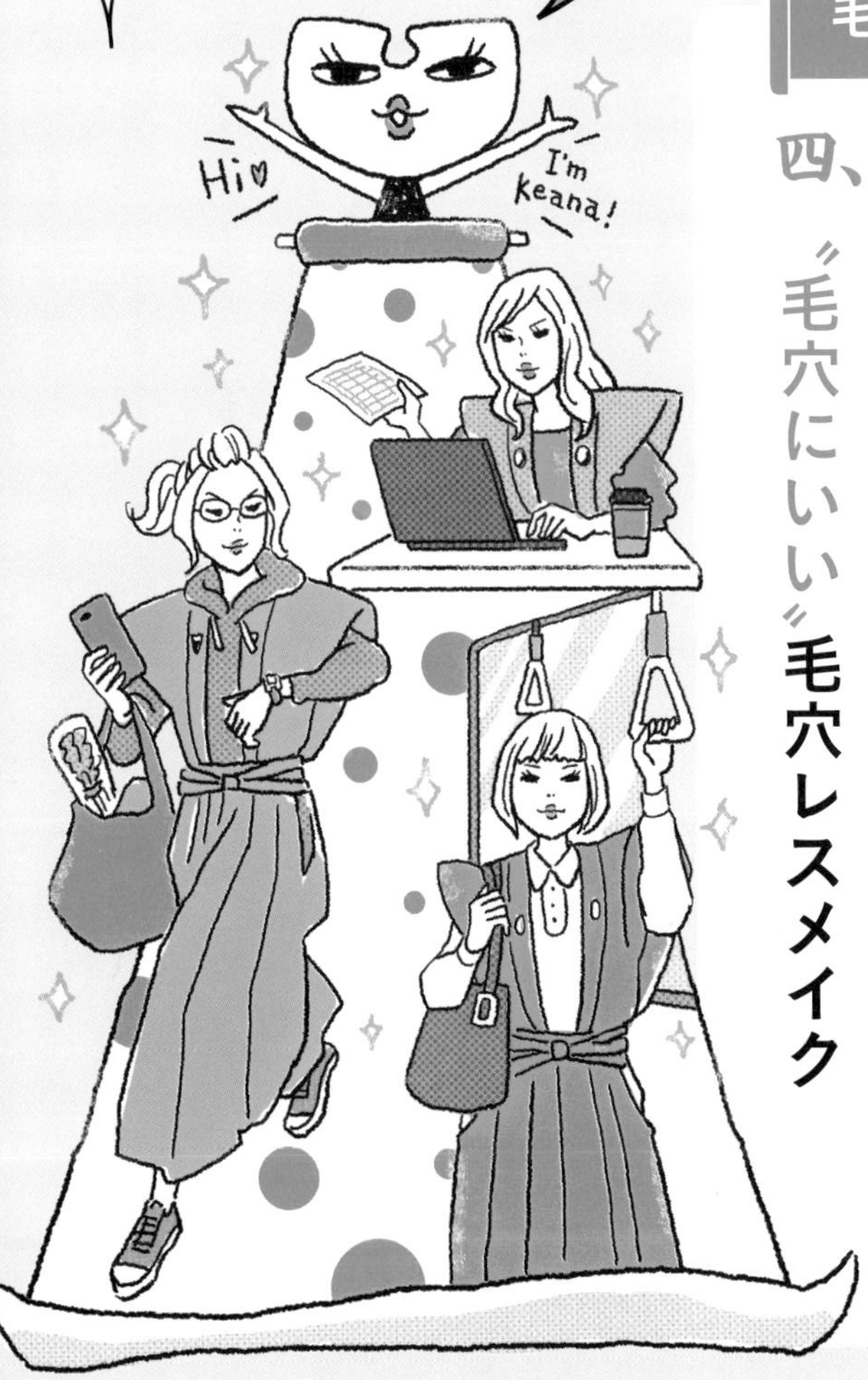

毛穴道の極意

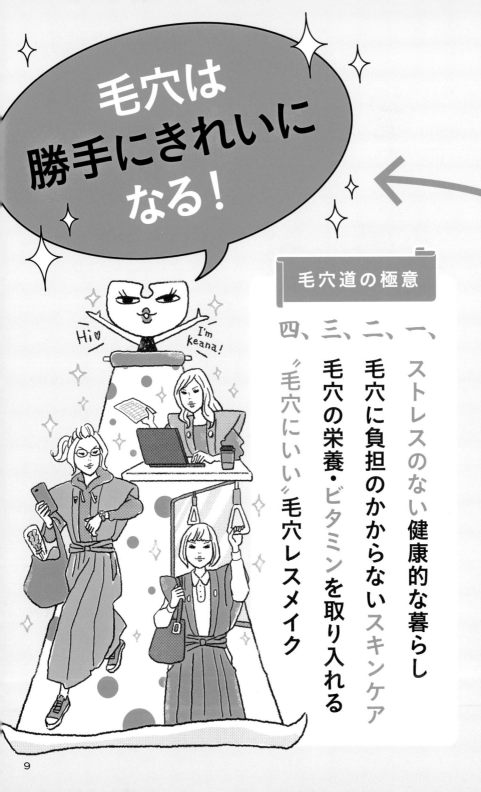

一、ストレスのない健康的な暮らし
二、毛穴に負担のかからないスキンケア
三、毛穴の栄養・ビタミンを取り入れる
四、〝毛穴にいい〟毛穴レスメイク

毛穴はなくならないし、

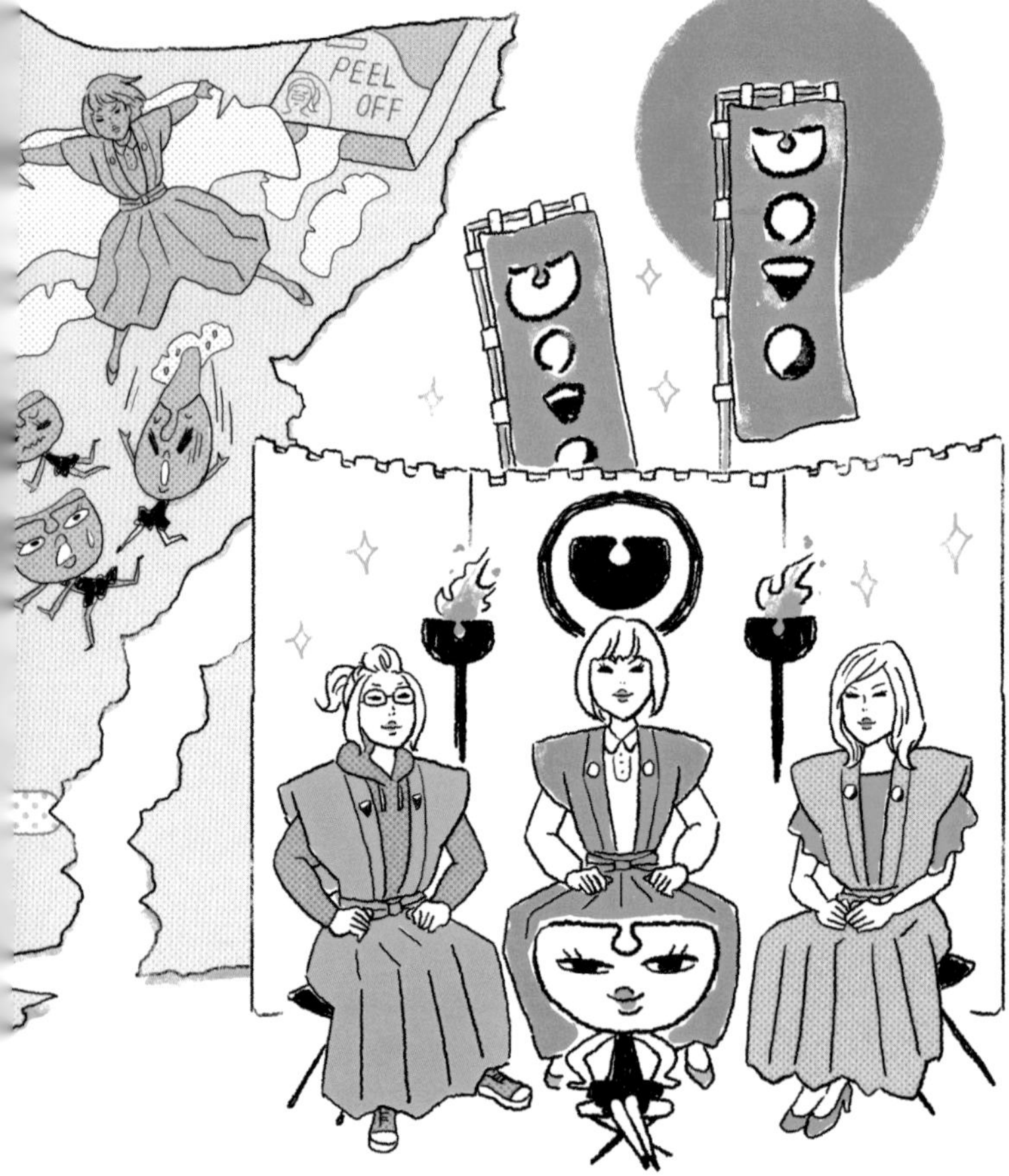

憧れのモデルさんや女優さんを見て、「それに比べて私の肌は毛穴だらけ」と落ち込んだことはありませんか？　でも、悩む必要はありません。彼らも同じ人間なので、毛穴はあります。メイクさんやカメラマンさんの腕によって、まるで毛穴がないように見えるだけ。そもそも毛穴がないと、人は生きていくことができません。

毛穴の主な働きは、皮脂を分泌し、肌の外に出すということ。また「アポクリン汗腺」という汗腺で分泌される

毛穴は敵じゃない

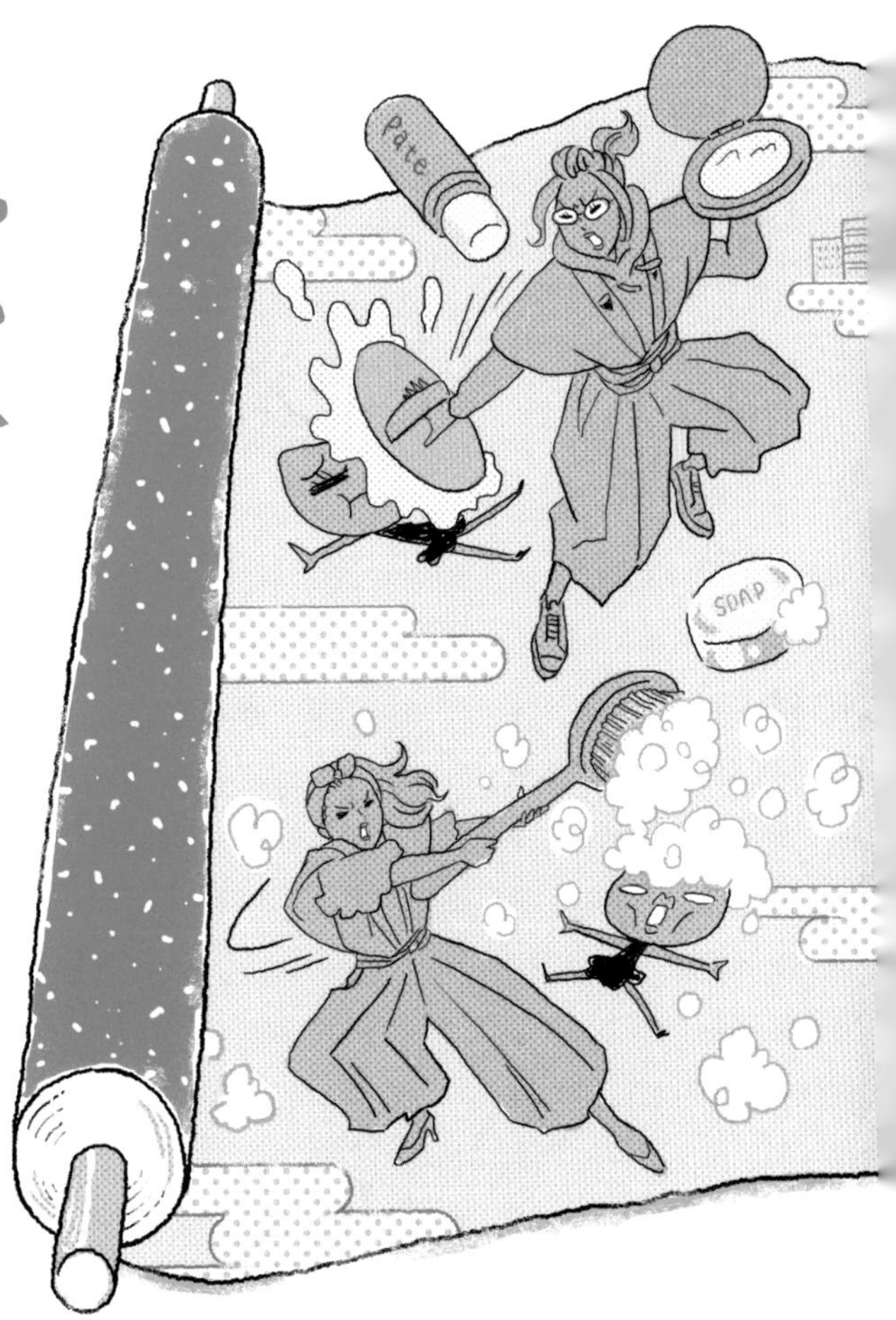

汗は、毛穴から排出されます。

皮脂には、乾燥やほこりなどから肌を守るバリアの役割があります。アポクリン汗腺は脇や耳の中、外陰部などに存在し、においのもととなる汗を分泌します。体臭には、動物学的にはセックスアピールの目的があり、相性の良い異性と子孫を繁栄させるために必要とされています。

つまり、毛穴から分泌されるのは生きるのに欠かせないものばかり！　毛穴は憎むべき〝敵〟ではなく、むしろ肌を外敵から守ってくれる、かわいい〝味方〟なんです。

まずはここを理解することが、「毛穴道」の第一歩です。

集まれ！毛穴が気になりすぎる人たち

この本は、毛穴研究の第一人者である皮膚科医による「現代女性の毛穴が目立ってしまう原因と、その解決策」を柱とし、経験豊富な美容エディターやヘア&メイクアップアーティストが具体的なスキンケアやカバーメイクのメソッドを指南。毛穴悩みの原因を作らない生活指導も含め、各方面のプロの知恵を結集させた、深い毛穴悩みを本気で解決へと導く内容が詰まっています。

そこに協力してくれたのが、美容メディア『VOCE』の読者たちです。

膨大な量のアンケートへの回答、1ヵ月の毛穴改善セルフケアプログラムへの参加、毛穴の撮影などを条件にした募集に応じてくれたのが、「毛穴を絶対なんとかしたい！」という気合の入った63人。応募時にはこんなコメントが寄せられ、みなさんの悩みの深さが感じられました。

「もうメイクでは隠せないほど。自分では打つ手がありません」

「相手に毛穴を見られている気がして、まっすぐ視線を合わせられない」

「彼氏にファンデが毛穴落ちしててやばいと言われたことが！　立ち直れません」

CHECK!
今回協力してくれた
美容メディア『VOCE』は
こちらから！

「毎日すっぴんの鼻を見るたびに、汚い……とテンションが下がります」

正しい知識をもってお手入れすることで、キレイになれる

毛穴オーディションを経て、9人が「毛穴道」研究会メンバーに。それぞれの肌に合わせたセルフケアプログラムを1ヵ月試してもらいました。その結果と感想レポートはぜひ、P66〜をご覧ください（うち1名は皮膚に疾患があったため、セルフケアプログラムには参加せず、P100〜のメイクモデルとして登場しています）。

オーディションから撮影終了まで、9名のメンバーと話していて感じたのが、毛穴についての正しい知識とお手入れ方法を知ることで、徐々に〝キレイに〟なってきたこと。肌が変わったのはもちろんなのですが、毛穴を悪者と思い込み、不要に囚われていた悩みから解放され、毛穴を優しく扱ってあげるようになったことで、表情が穏やかに。そして、詰まり毛穴やたるみ毛穴が目立たなくなることで、自信に満ちたいきいきとした雰囲気に変わったのです。

毛穴がなくなることはありません。構造上、詰まりが一切ない毛穴を保つこともできません。それを知ったうえで、優しい気持ちで正しい対策を行えば、今より毛穴を目立たなくすることは必ずできます。「毛穴道」研究会メンバーのセルフケアは、撮影が終わったあとも、毎日ずっと続いています。あなたも一緒に、始めてみませんか？

毛穴に悩む
VOCE読者たちの
あるあるを蒐集

みんなの「毛穴あるある川柳」

**毛穴を何とか小さくしたくて、やっていることはみんな同じ。
でも、実は大して意味がなかったり、逆効果なこともたくさん……。
真実を知って、今すぐ卒業、しちゃいましょうか。**

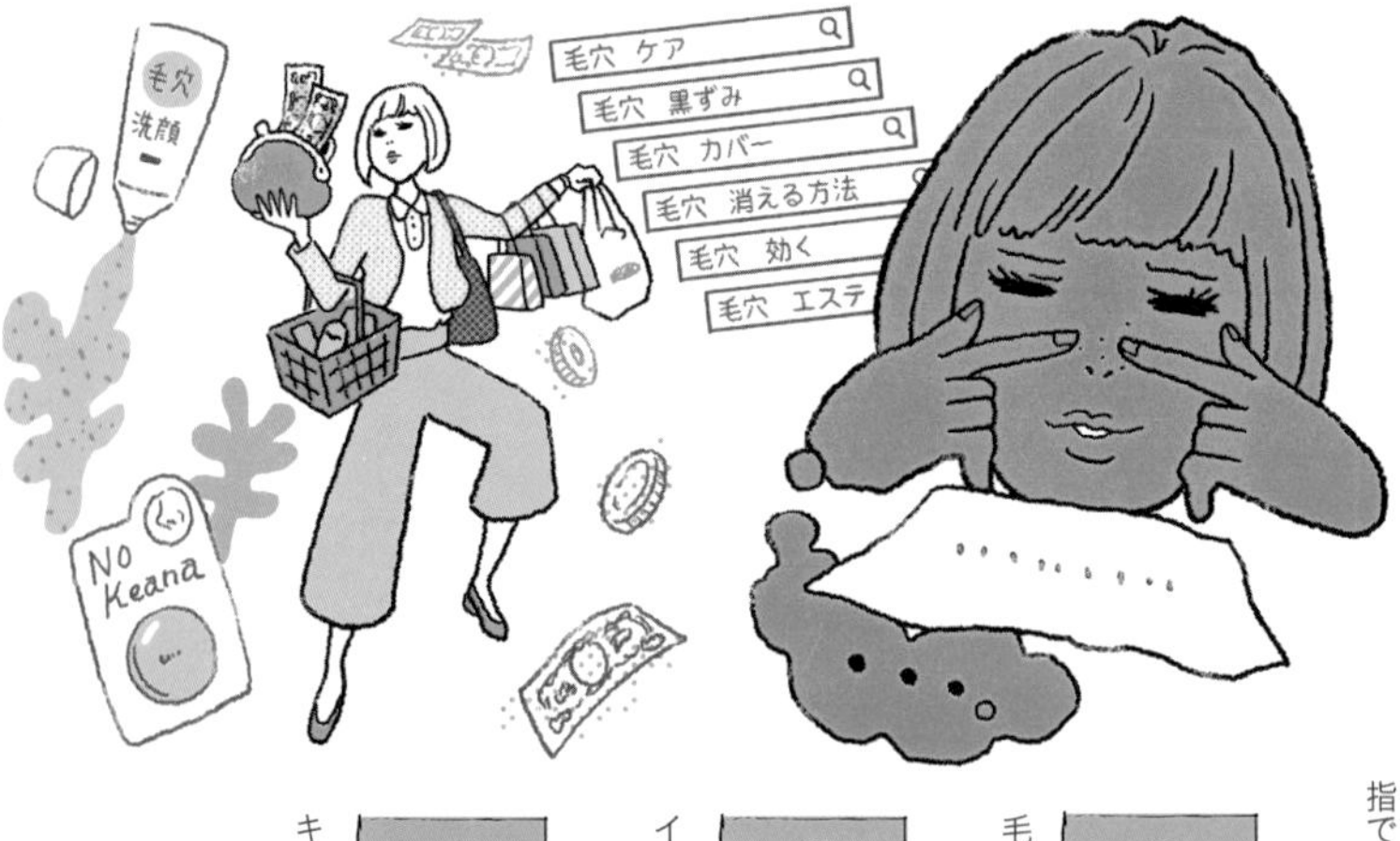

絞り出し 並べた角栓 むなしいな

指で強く絞り出すと毛穴に刺激を与え、さらなる毛穴拡大の原因に！

角栓を 抜いた翌日 もう詰まる

毛穴の中も肌は代謝していて、角栓は24時間以内に再生します。

検索の 履歴に並ぶ「毛穴 〇〇《マルマル》」

インターネットの情報は玉石混淆《ぎょくせきこんこう》！ 鵜呑みにするのは禁物です。

「毛穴に！」と 書かれた商品 すべて買い

キャッチコピーに振り回されず、自分の肌と向き合って。

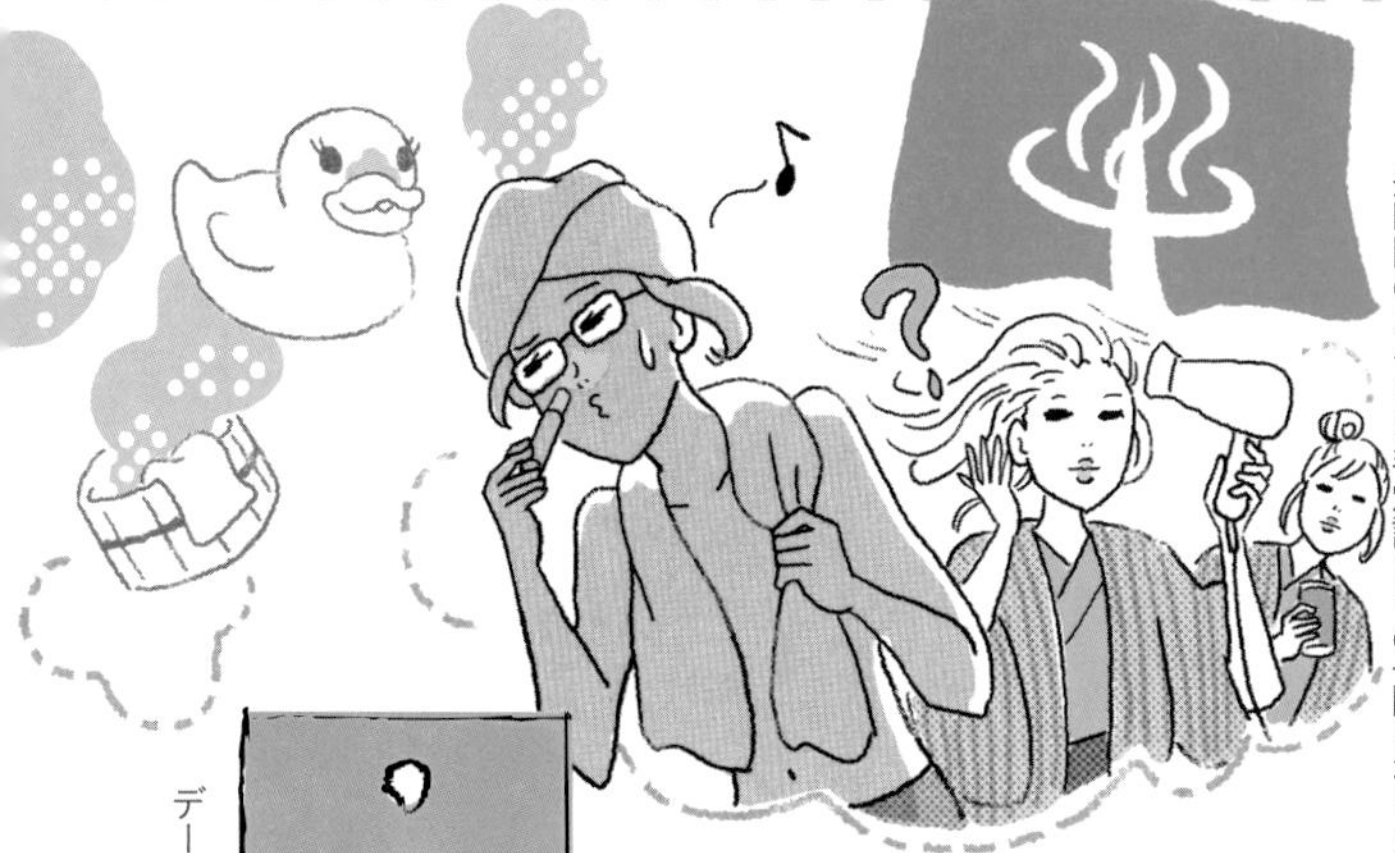

女子旅の 風呂上がりにも コンシーラー

長時間のメイクは毛穴詰まりの一因になります。気心知れた仲なら、素の自分を見せたっていいじゃない！

毛穴レス ならば教えて 愛用品

誰かに合うお手入れが、自分にも合うとは限りません。

美容師さん 私の毛穴 見てますか

仕事中たとえ至近距離になっても、毛穴まで見る人はそういない！

至近距離 手で鼻かくす 自分哀しき

デート中は無邪気にしているほうが魅力的！　メイクでカバーしたら、あとは自信をもって。

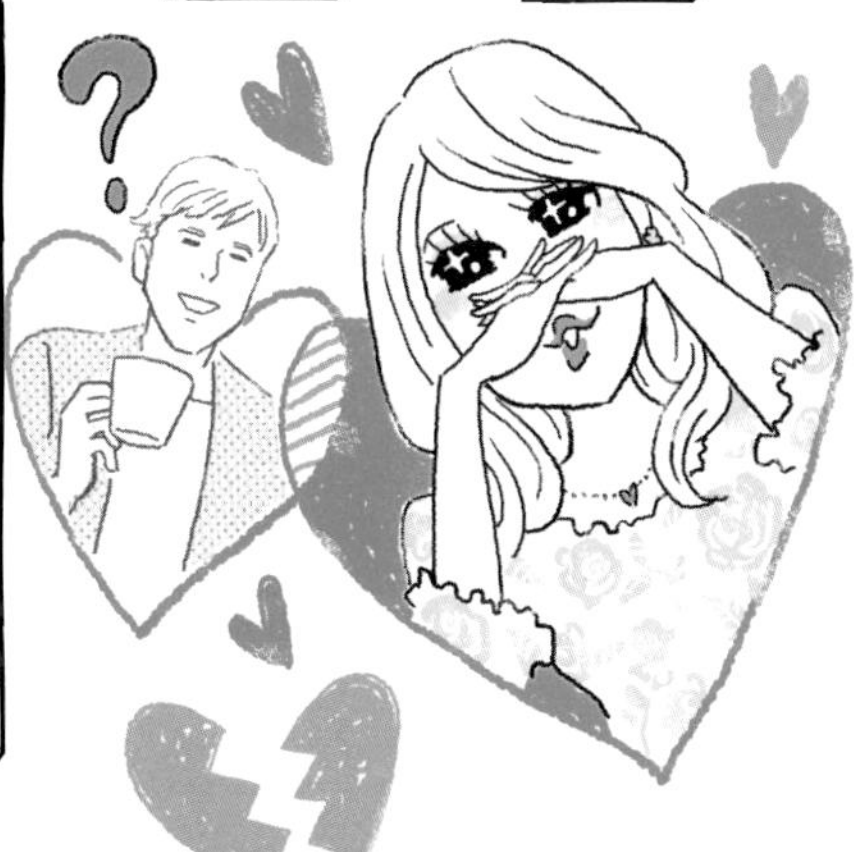

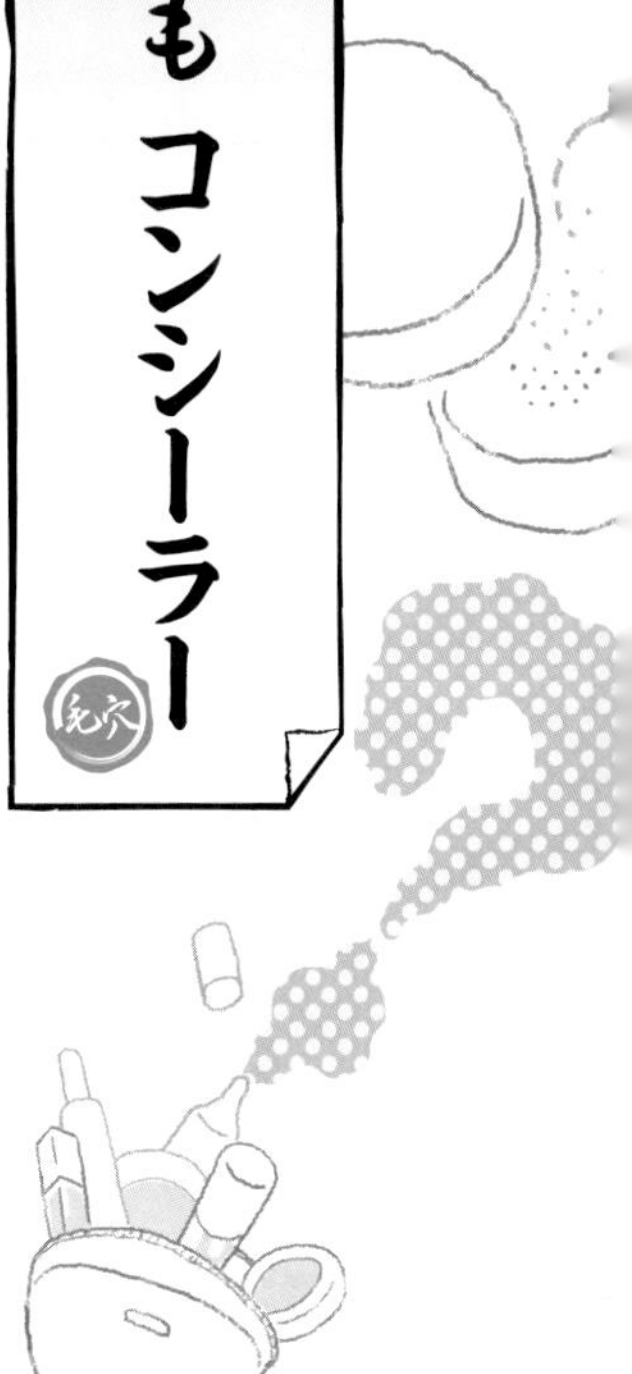

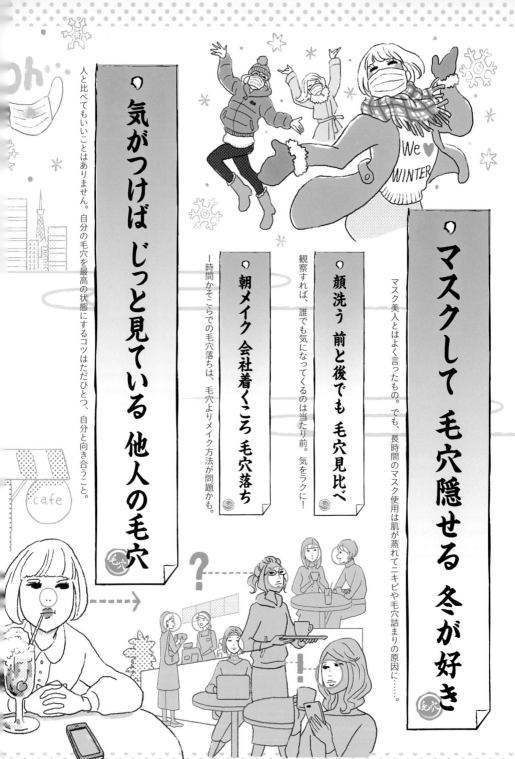

マスクして 毛穴隠せる 冬が好き

マスク美人とはよく言ったもの。でも、長時間のマスク使用は肌が蒸れてニキビや毛穴詰まりの原因に……。

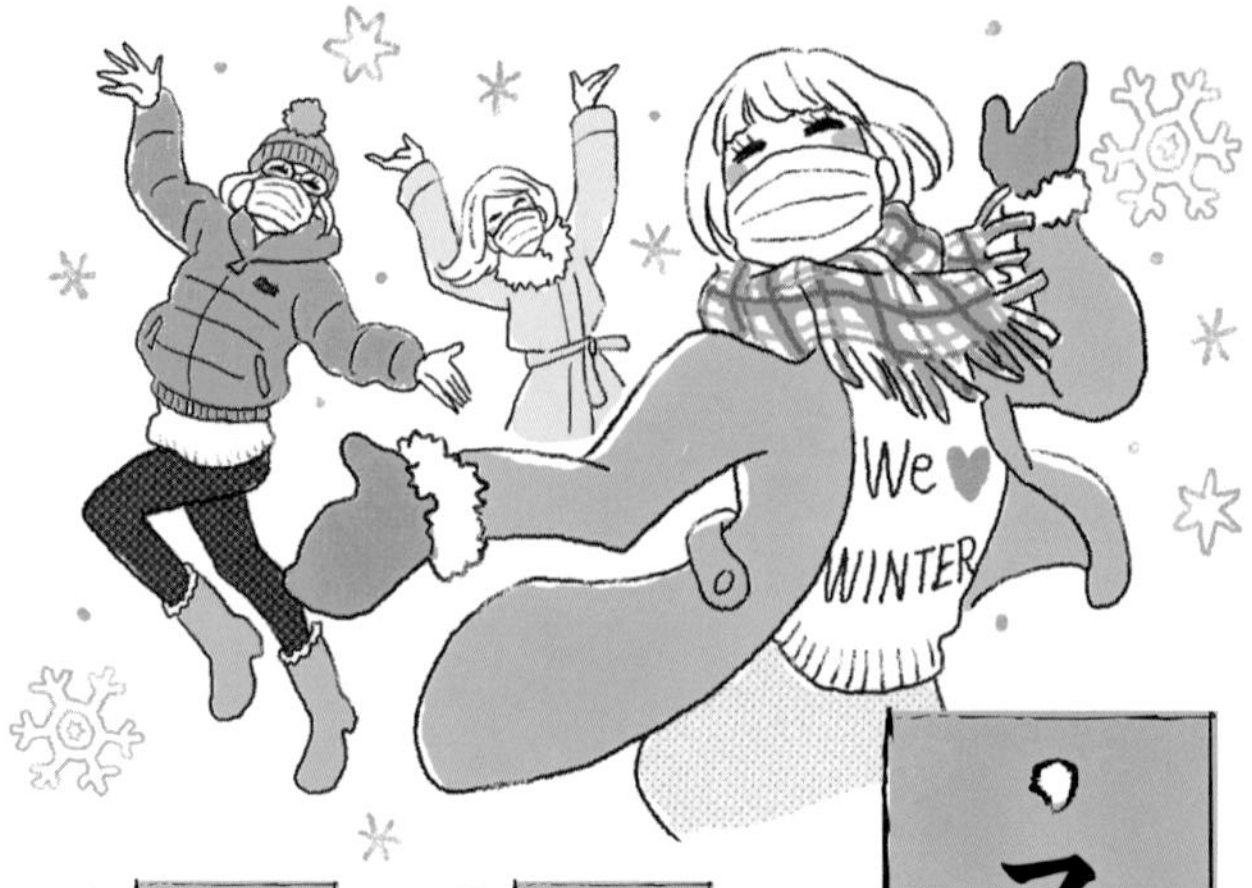

顔洗う 前と後でも 毛穴見比べ

観察すれば、誰でも気になってくるのは当たり前。気をラクに！

朝メイク 会社着くころ 毛穴落ち

1時間かそこらでの毛穴落ちは、毛穴よりメイク方法が問題かも。

気がつけば じっと見ている 他人の毛穴

人と比べてもいいことはありません。自分の毛穴を最高の状態にするコツはただひとつ、自分と向き合うこと。

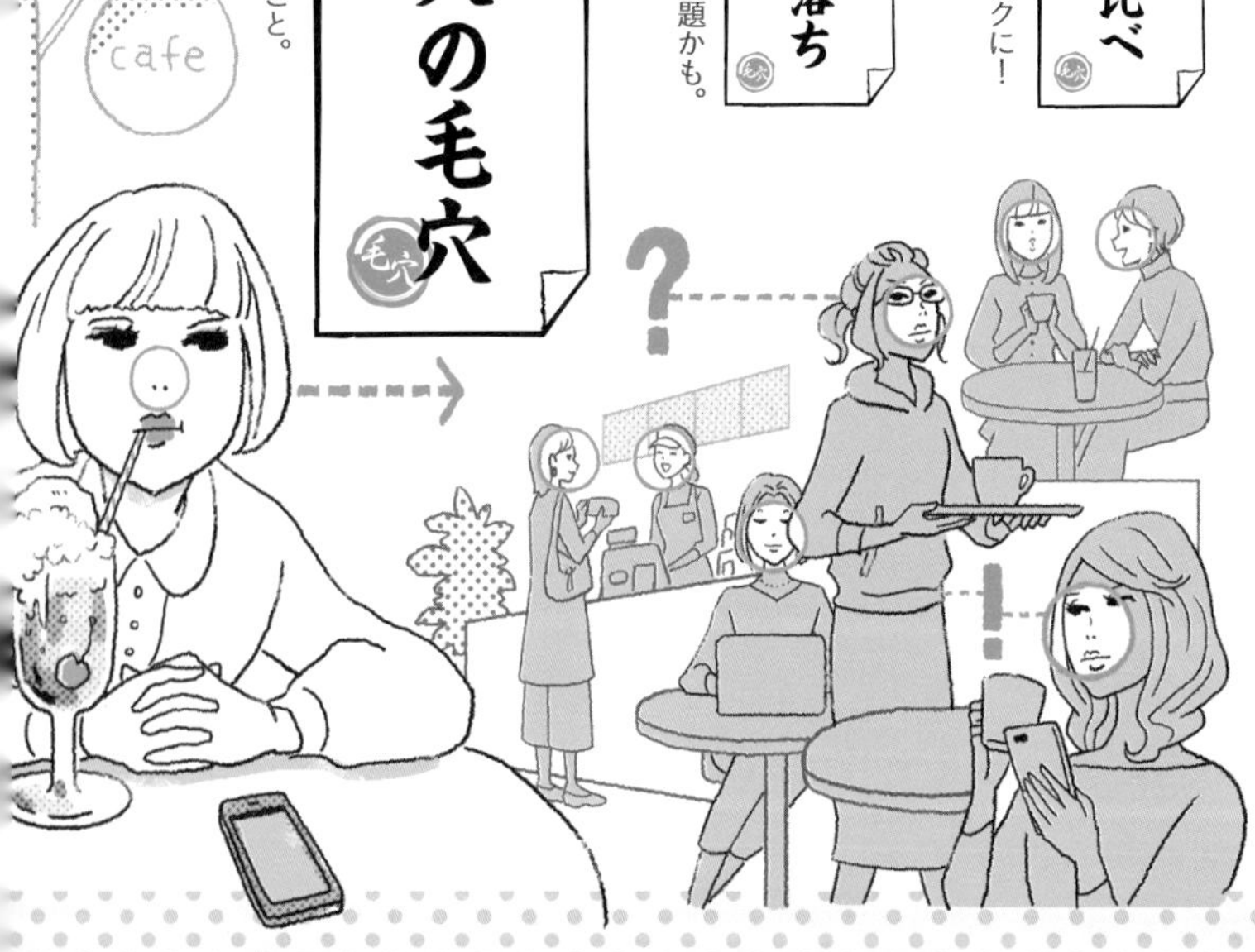

第1章

毛穴を知る

仲良くなるためには、まず相手を
知ること。毛穴は私たちのために
何をしてくれているのか、
目立つ毛穴はどんな状態なのか？
毛穴道を極めた皮膚科医が解説します。

医者が教える
毛穴の正体

皮膚科専門医として、あらゆる皮膚のトラブルを診断しています。中でも多く、根深いのが、毛穴の開きやニキビの悩みです。一日平均70人にもわたる患者様の肌を長年診察し、治療にあたる中で、毛穴に関する独自の研究と考察を深めてきました。その理論に沿った治療を行い、数えきれないほどの成果も導き出してきました。毛穴をコントロールするのは決して難しいことではありません。まずはその正体を知りましょう。

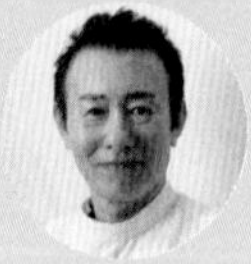

皮膚科専門医
亀山孝一郎

1980年北里大学医学部卒業。大学病院や米国立衛生研究所で研鑽を積み、1999年に青山ヒフ科クリニックを開業。同年発表の「ニキビは感染症ではなく活性酸素病である」とする論文を始め、ニキビや毛穴、ビタミンCにまつわる論文多数。

毛穴はただ、あなたを守ろうとしているだけ

体の毛穴はほとんど目立たないのに、顔の毛穴だけが開いたり詰まったりする。これはどうしてなのか、考えたことはありますか？　人に見られる顔こそ毛穴レスな美肌でいたいのに、実際はその逆。でもこれには深い理由があるのです。

自らを守るために皮脂を出し、皮脂によって毛穴が開く

人類の600万〜700万年の歴史の中で、電気も水道も電話も交通手段もあって、誰でも医療を受けられて……という文化的な暮らしを送るようになったのは、ほんの100〜150年前のこと。その前は暑さ寒さが身にこたえる暮らし、さらにもっと遡《さかのぼ》れば、人類には日々の食事を得るために狩りをしていた時代が長くありました。体は何らかの衣類で守っていても、顔は365日外気にさらされた状態。特に冬は、猛吹雪の中でも食糧を探すために出かけていかなければなりません。肌はあっという間にガサガサと乾燥してしまいます。そこで発達したのが毛穴、と

いうのが私の仮説です。

毛穴の中にある皮脂腺の働きが活発になり、毛穴から皮脂を大量に分泌して、皮脂膜で肌を冬の外気の乾燥から守りました。暑い時期も、肌の酸化を防ぐために皮脂を多く分泌します。

つまり、顔の毛穴は肌を守ろうとして皮脂を大量分泌することで目立つようになったのです。よく考えれば、これは、顔の毛穴が肌をトラブルから守れるように〝進化〟したということ。毛穴は決して悪者ではなく、愛すべき味方なのです。

仕事でストレスを感じると、肌は猛吹雪の中と同じ状態に⁉

それなら、空調完備のオフィスで身の危険を感じることなくデスクワークをする人が多い現代は、徐々に毛穴が退化してもいいと思うかもしれませんが、そうはなりません。仕事や生活の中で感じるさまざまなストレスが、皮脂分泌を促して毛穴を目立たせる原因となります。

ストレスを感じると交感神経が優位になり、皮膚の毛細血管に血液が行きにくくなります。すると、肌は栄養状態が悪くなり、バリア機能が低下します。これは、冬の猛吹雪にさらされているのと似た状態です。健康な細胞を増やしてバリアを強化したくても、すぐにそんなことはできませんから、今そこにある危険から身を守るためにできることはひとつ。皮脂を出すことです。

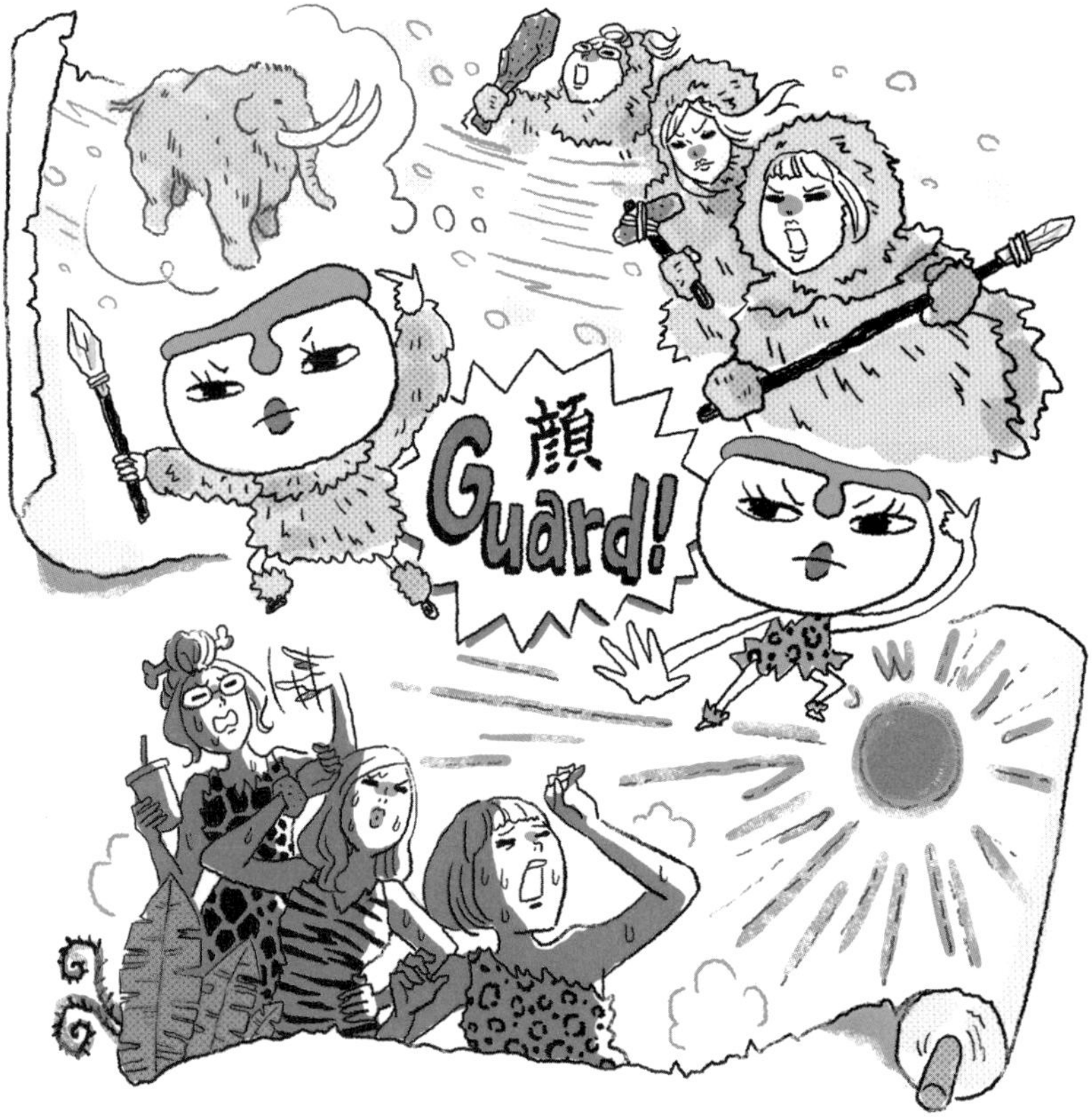

　また、ストレスによって男性ホルモンや副腎《ふくじん》皮質《ひしつ》ホルモンの分泌が増えると、それによって皮脂分泌が過剰になることも、研究によって明らかになっています。
　皮脂は分泌されると皮膚常在菌によって脂肪酸に分解。この脂肪酸が肌に刺激を与え、炎症の原因になります。毛穴が大きい部分に赤みが多いのはそのせいです。さらに、たるみやすくもなります。
　あなたを守ろうとして大きくなった毛穴。いじめず、いたわってあげましょう。

そもそも、毛穴とは何か

文字通り、毛が生えるための穴が、毛穴。でも、気になるTゾーンや頬の毛穴からは毛が生えていなかったり、生えていてもほぼ見えないうぶ毛だったりします。

実は、人間の毛穴には目的に合わせた3つの種類があります。顔に最も多く、胸や背中の中心部にも存在するのは「脂腺性毛包《しせんせいもうほう》」。毛は生えていますがとても細くて短く、毛穴の外にはほとんど出てきません。毛穴の中には発達した皮脂腺が複数あり、皮脂を作って肌を守るための毛穴です。だから、顔や胸、背中など、露出する機会が多い部分に存在するのです。

乾燥肌やアトピー肌の人は「脂腺性毛包」の皮脂腺が少なかったり皮脂を作る力が弱かったりするため、毛穴が小さい傾向にあります。その分乾燥ゆらぎ系のトラブルが起こりやすいです。

体の毛穴が大きくならないのは、皮脂が分泌されないから

もうひとつは、主に体や、顔のフェイスラインに存在する「軟毛性毛包《なんもうせいもうほう》」。毛包管が未発達で、細いうぶ毛が生えます。皮脂腺は存在しますが小さく、皮脂はほとんど出てきません。

最後は、頭皮や眉の部分に存在する「終毛性毛包《しゅうもうせいもうほう》」。毛包管が長く、皮膚の奥の真皮にまで到達

しています。毛根を包んで毛を皮膚にしっかり固定する役割をもっている毛穴です。皮脂腺は「脂腺性毛包」より数は少ないものの存在し、皮脂を分泌して毛のパサつきを防いでいます。

顔の「脂腺性毛包」はもともとサイズが大きいうえに、皮脂を分泌することでさらに拡大しやすくなります。それと比べて体の「軟毛性毛包」はもともと小さく、皮脂をほとんど分泌しないのでサイズ変化はあまりありません。よく「お尻の皮膚は紫外線を浴びていないからきれい」などと言われますね。紫外線を浴びていないから、というのも要因の一つではありますが、もともと毛穴が小さく皮脂も出ないから、トラブルが起こりにくいのです。

毛穴の種類は3つ

［脂腺性毛包］

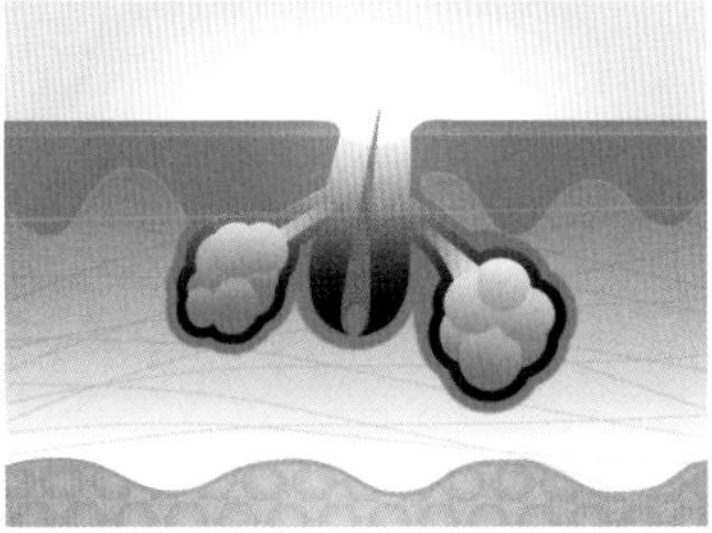

発達した皮脂腺が複数あり、皮脂を分泌。顔の中心部に最も多く、胸、背中にも分布。

［軟毛性毛包］

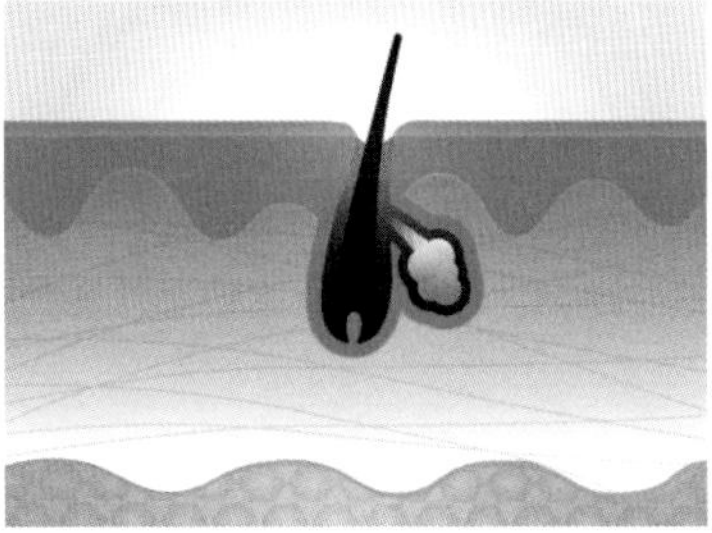

体やフェイスラインにある、うぶ毛が生える毛穴。毛穴も中にある皮脂腺もごく小さい。

［終毛性毛包］

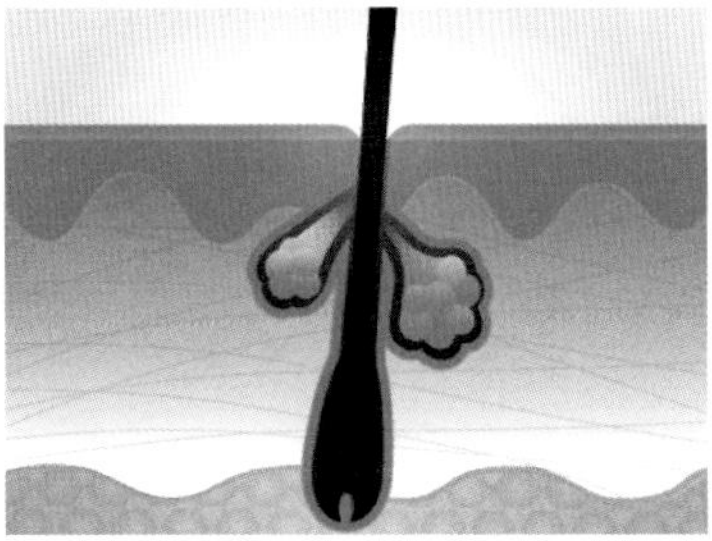

頭皮や眉にある毛穴。毛根を包んで皮膚にしっかり固定。皮脂を適度に分泌する。

どうして毛穴は開き、そして詰まる？

毛穴が大きくなり目立ってしまうのは、皮脂がたくさん分泌されるせいだとお話ししました。大切なことなので、もう少し詳しく解説しましょう。

　顔の毛穴のうちTゾーンや頬など中心部にある脂腺性毛包は、皮脂を分泌します。皮脂腺の数や働きなど生まれもった毛穴の性質によってその分泌量には個人差がありますが、通常の状態では、適度な皮脂を分泌します。

　しかし、仕事や人間関係などでストレスを感じると、ホルモンバランスの変化によって皮脂腺が刺激され、皮脂を過剰に分泌してしまうのです。ストレス以外にも、チョコレートなどの刺激物や甘いもの、油脂の多い食事などでも皮脂腺は刺激されます。

毛穴の気持ち
今日もお肌を適量の皮脂で守ります！

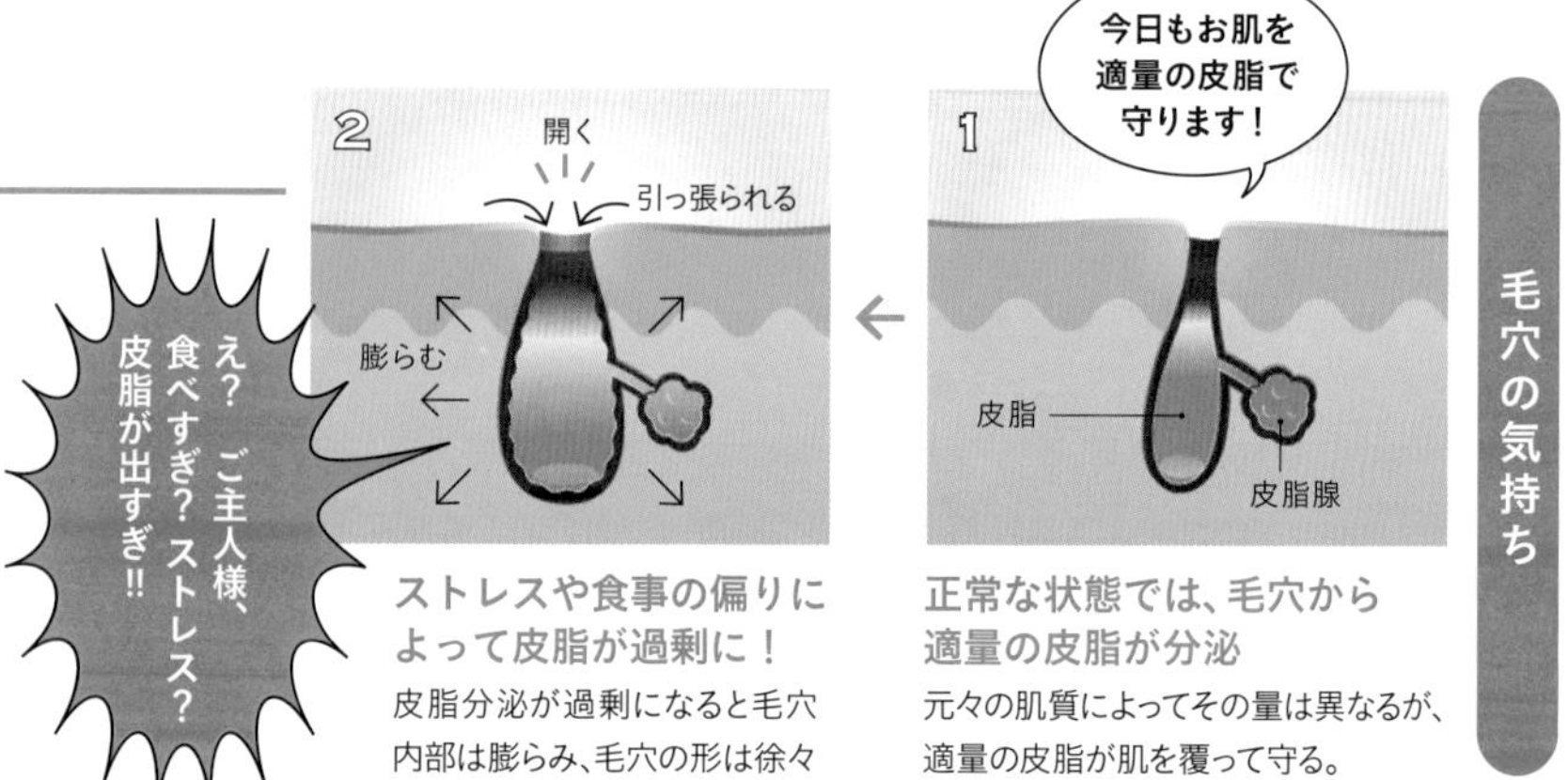
引っ張られる
え？ ご主人様、食べすぎ？ ストレス？ 皮脂が出すぎ!!

正常な状態では、毛穴から適量の皮脂が分泌

元々の肌質によってその量は異なるが、適量の皮脂が肌を覆って守る。

ストレスや食事の偏りによって皮脂が過剰に！

皮脂分泌が過剰になると毛穴内部は膨らみ、毛穴の形は徐々に変形。

毛穴の出口がぽっかり大きく開く原因は、自己防衛反応

毛穴の出口部分は漏斗《ろうと》のような形をしていて、死んだ細胞が役目を終えると剥がれ落ちていく角層です。過剰な皮脂や剥がれた角層細胞がメイクやホコリなどの汚れと混ざると、固まって毛穴を詰まらせます。毛穴が詰まると、中でいくら皮脂を分泌しても外に出ていけません。すると肌は、皮脂で守られなくなることに危機を覚え、詰まりを溶かして皮脂を外に出すべく、皮膚常在菌がもっている酵素を出し皮脂を遊離脂肪酸《ゆうりしぼうさん》に分解します。しかしこの遊離脂肪酸は、皮脂だけでなく毛穴の出口も攻撃し、それにより出口部分の皮膚が〝すり鉢〟のようにぽっかり開き、本来の毛穴より大きくなってしまうのです。

皮脂は日々分泌されるので、遊離脂肪酸によるダメージも繰り返されます。すると、すり鉢状の毛穴はどんどん大きくなって定着。お手入れで元に戻すことが難しくなってしまいます。

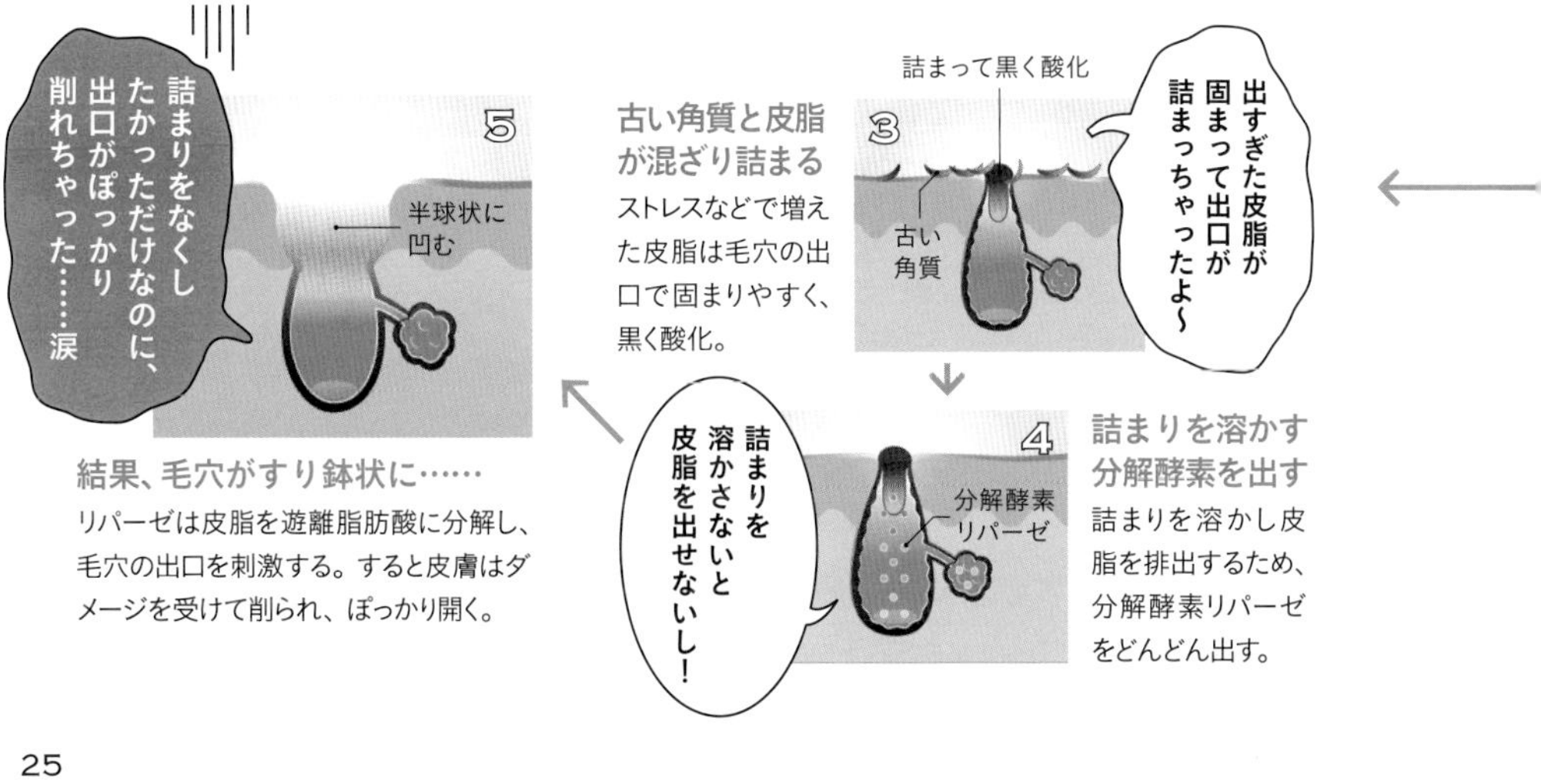

出すぎた皮脂が固まって出口が詰まっちゃったよ～
詰まって黒く酸化
古い角質と皮脂が混ざり詰まる
ストレスなどで増えた皮脂は毛穴の出口で固まりやすく、黒く酸化。

詰まりを溶かす分解酵素を出す
詰まりを溶かし皮脂を排出するため、分解酵素リパーゼをどんどん出す。
詰まりを溶かさないと皮脂を出せないし！
半球状に凹む

結果、毛穴がすり鉢状に……
リパーゼは皮脂を遊離脂肪酸に分解し、毛穴の出口を刺激する。すると皮膚はダメージを受けて削られ、ぽっかり開く。
詰まりをなくしたかっただけなのに、出口がぽっかり削れちゃった……涙

年代ごとに毛穴のテーマは変わる

肌や体調の変化には、ホルモンが大きく関わっています。特に毛穴はそうです。

皮脂の分泌を増やすのは、男性ホルモン。男性では声変わりするころ、女性では月経が始まるころに、劇的に増加します。皮脂腺は、それまで男性ホルモンの濃度が低い状態で平穏に暮らしていたため、急激な変化に過剰に反応してしまい、毛穴が全開になったり、ニキビを引き起こすこともあります。これが、10代に起きる毛穴開きの原因です。

10代 全開毛穴

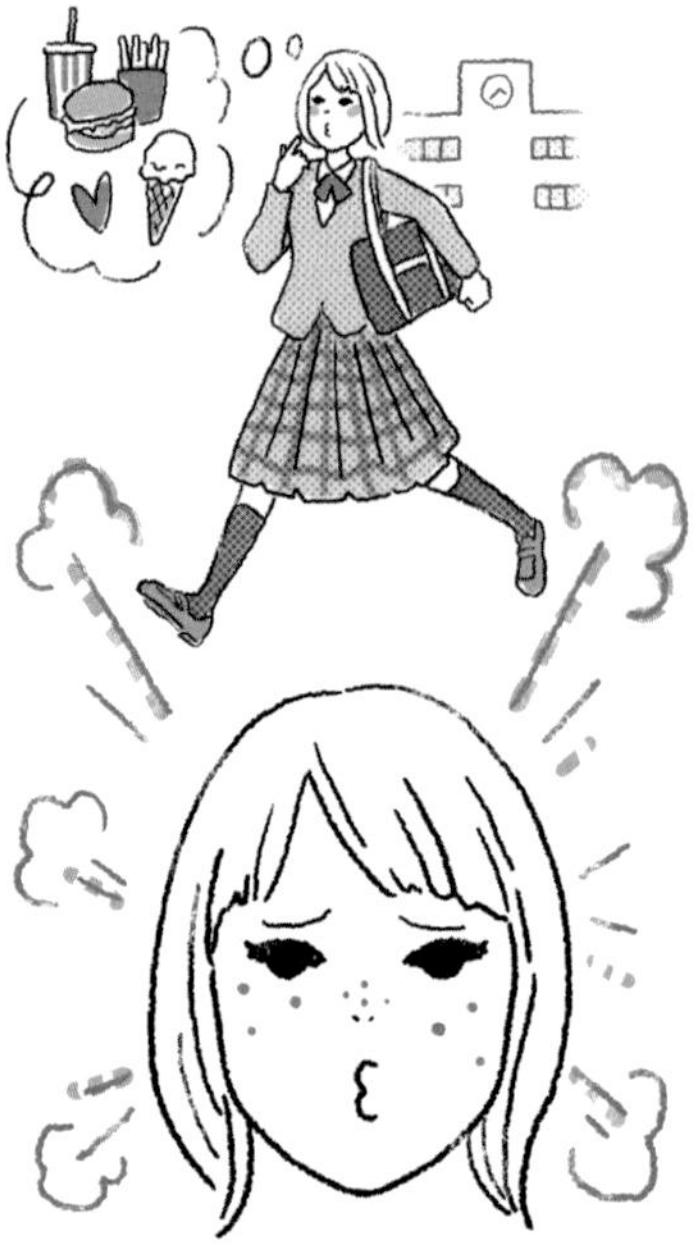

20代以降の毛穴はストレスに影響される

皮脂腺の過剰反応も10代の後半には解消されますが、大学の勉強やアルバイト、就職などで環境が変わると、ストレスにより皮脂分泌が再び増えます。社会人になったら急に毛穴の開き

20代 ストレス毛穴

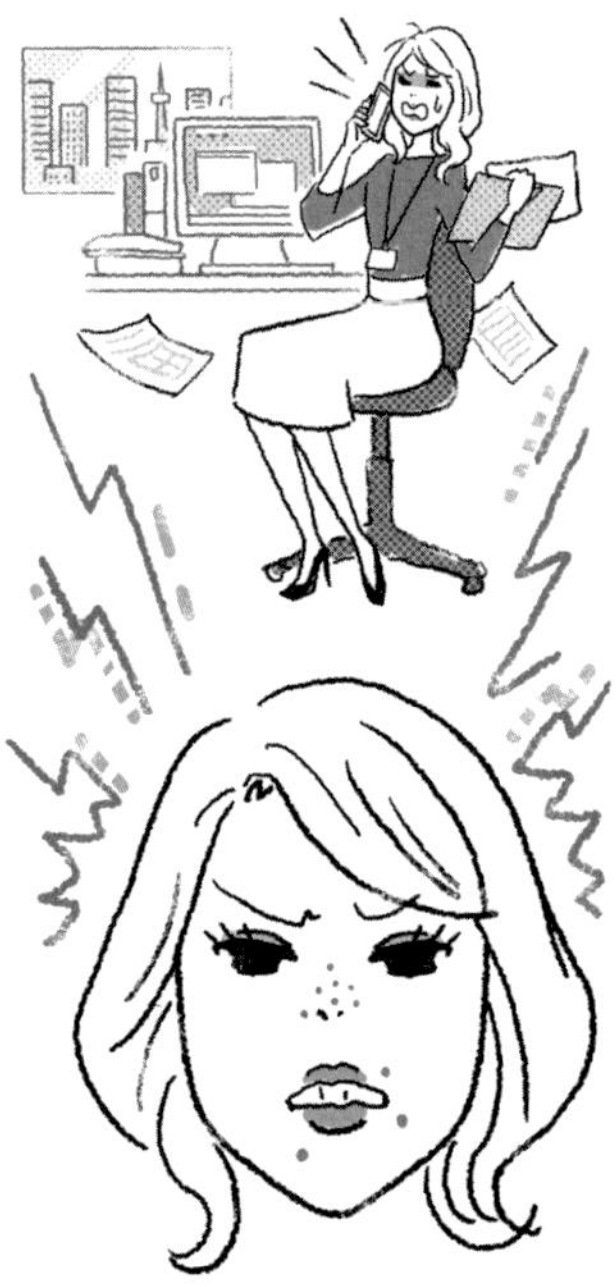

30代~ 加齢毛穴

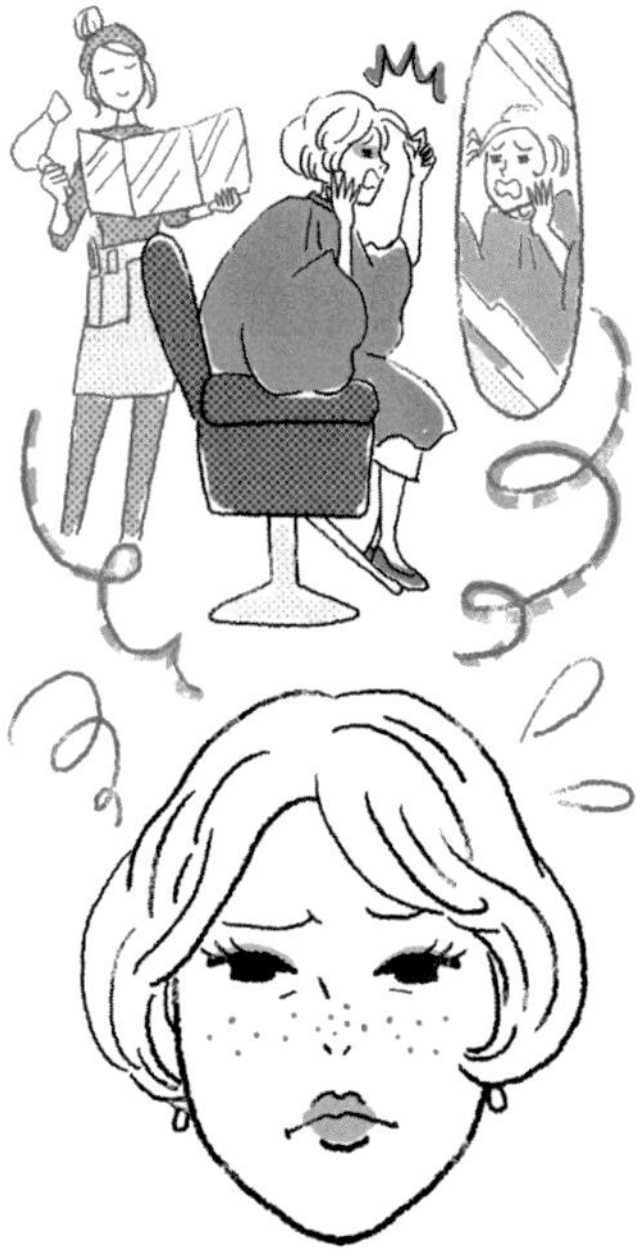

やニキビが……という方も多いでしょう。環境に慣れ短期で解消することもあれば、ストレスが続いて毛穴トラブルが起こりっぱなしというケースも。

女性の場合、30代になると、卵巣からのエストロゲンの分泌の低下をきっかけに、体内のホルモンバランスの変化が起こります。その結果、皮脂の分泌を促す副腎皮質由来の男性ホルモン（DHEA）の分泌が促進。DHEAはリラックスできる時間があると女性ホルモンに変換しますが、毎日イライラ過ごしていると男性ホルモンのままで、毛穴を開かせる原因となります。

さらに、肌のたるみも始まり、頬の毛穴がのびて開きがちになります。

毛穴と心と腸の、深～い関係

前のページでもお話ししたように、大人の毛穴には、ストレスが深く関係しています。ストレスで胃に穴が開いたり腫瘍ができたりすることがあるように、心の問題は、体にダイレクトに影響します。肌においては、ストレスを感じると交感神経が優位になり、皮膚に張り巡らされている毛細血管が収縮して、血流が低下。つまり、血液からの栄養が肌に行き渡らなくなります。すると、肌のコンディションが悪くなり、バリア機能が低下。それに加え、男性ホルモンや副腎皮質ホルモンの影響もあり、皮膚は代わりに皮脂をたくさん分泌することで肌を守ろうとします。そのせいで毛穴が詰まったり炎症を起こしたり、すり鉢状に開いたりしてしまいます。

ストレスによって毛穴のたるみが悪化する！

さらに、ストレスによる血流の低下は、毛穴のたるみにも影響します。

肌の奥には真皮という層があり、そこにあるコラーゲンやエラスチンといった線維が肌のハリ・弾力を支えています。血液からの栄養が肌に行き渡らなくなると、コラーゲンやエラスチンを作る材料が足りなくなり、肌の弾力が失われます。毛穴の周りを囲んで支えていたコラーゲンなどがなくなれば、毛穴も緩んで開き、肌のたるみが悪化するにつれ涙形に開いてしまいます。

もちろん、ストレスフルな毎日でも美肌をキープしている人はいますが、それはもともと皮脂分泌が少なかったり、肌の抗酸化力が高くダメージをリセットできる人。そういう例を見て「毛穴とストレスの関係なんて、ないのでは？」と疑うことに意味はありません。毛穴が気になったら、ストレスを少しでも減らすことを心がけましょう（↓P112）。

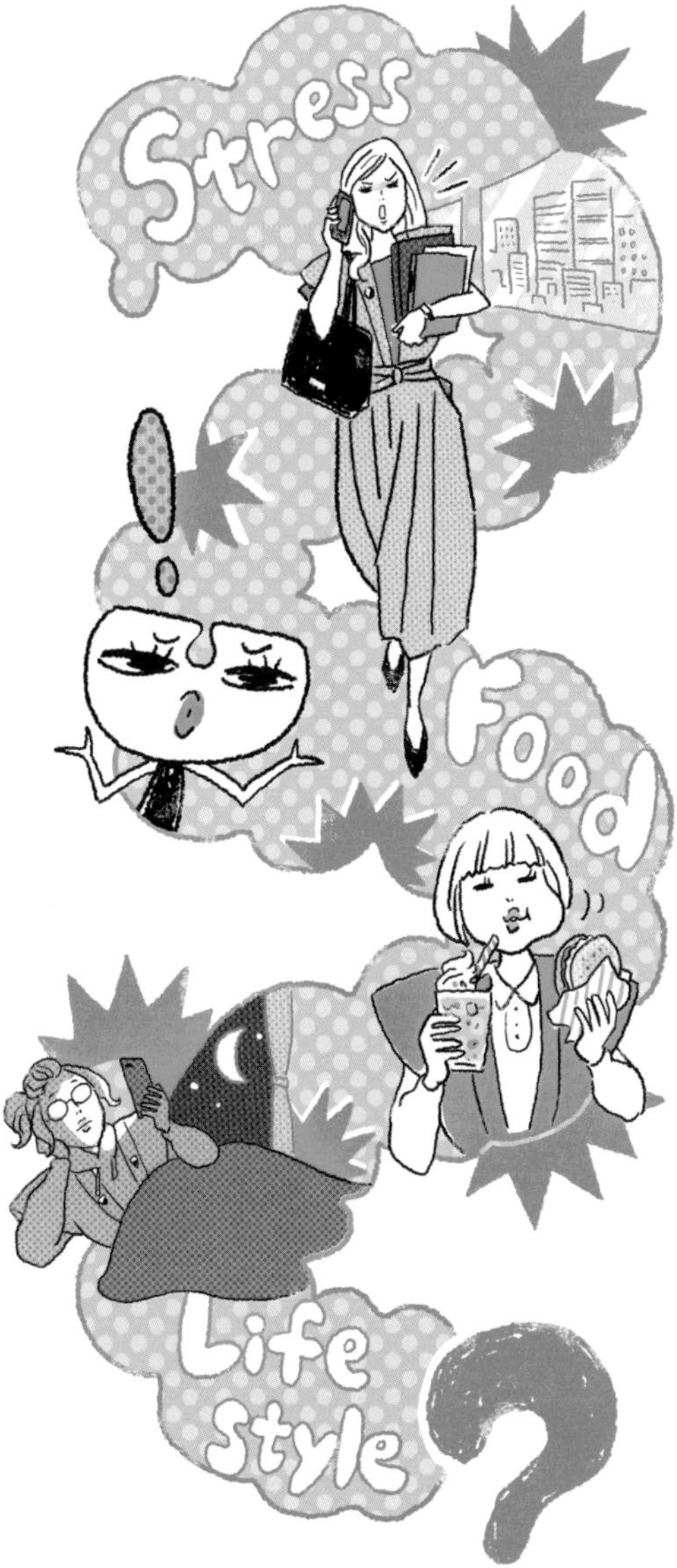

日々のストレスを、食べることで解消している人もいるかもしれません。おいしいものを楽しく適量とるのならいいのですが、暴飲暴食や偏った食生活は、これまた毛穴に悪影響です。

満腹になるまで食べると皮脂分泌が増え、毛穴開きの原因に！

よく「健康のために腹八分目の食事を」といわれますが、それは肌にとっても同じ。満腹になるまで食べると、細胞から皮脂分泌を促す指令が出ることがわかっています。食事量が多く肥満体型の人

腸の悪玉菌は全身に回る

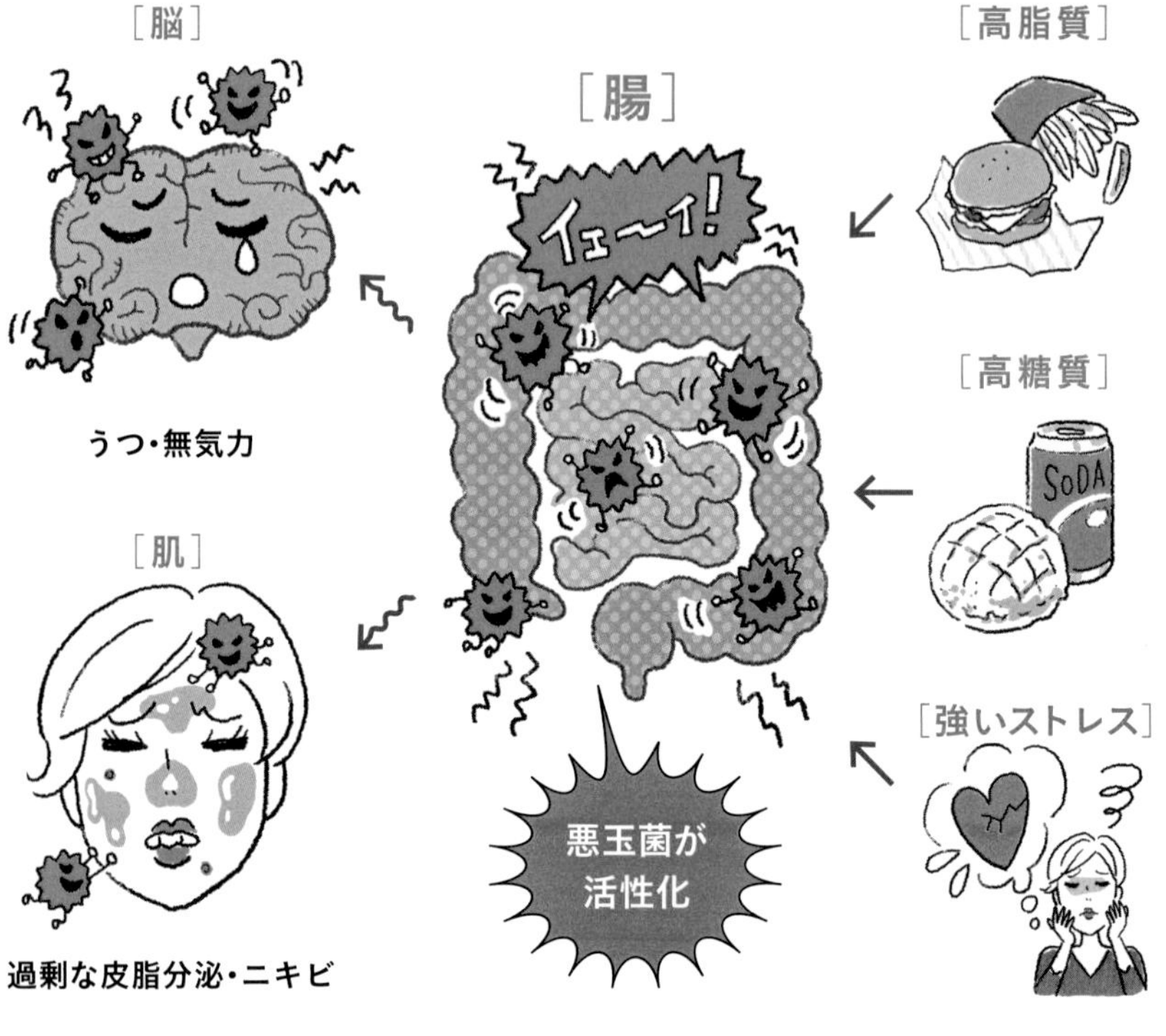

に赤ら顔やニキビ肌が多いのは、相関関係があるからなのです。

また、揚げ物や脂の多い肉などの高脂質食、糖質が多い食事や甘いものも、皮脂腺に刺激を与えて皮脂分泌を増やします。さらに、腸内の悪玉菌を増やし、活性化させることもわかっています。腸内の悪玉菌が増えることと肌とはあまり関係がないように思えますが、実は大ありで、悪玉菌が生み出す有害物質が腸壁を通して体に吸収され、血液に乗って全身に運ばれてしまいます。毛穴は排出器官なので、有害物質は毛穴に届き、皮脂過剰やニキビ、毛穴の炎症の原因に。

ちなみに、精神的ストレスによっても腸内の悪玉菌は活性化することがわかっています。

バランスのよい食事は、美肌と健康の始まり

腸内の悪玉菌は脳にも影響を及ぼして、自律神経を乱し、うつや無気力の原因になります。人間は食べたものでできているという言葉通り、食事の影響は本当に絶大なのです。肌のためにも体の健康のためにも、バランスのとれた食事で腸内環境をいい状態に保ちましょう。

皮膚と脳、そして腸は、きわめて密接なつながりをもっています。肌の調子がよければ脳や腸が元気になるということも、また事実なのです。

一、まずは自分の毛穴を診断すべし

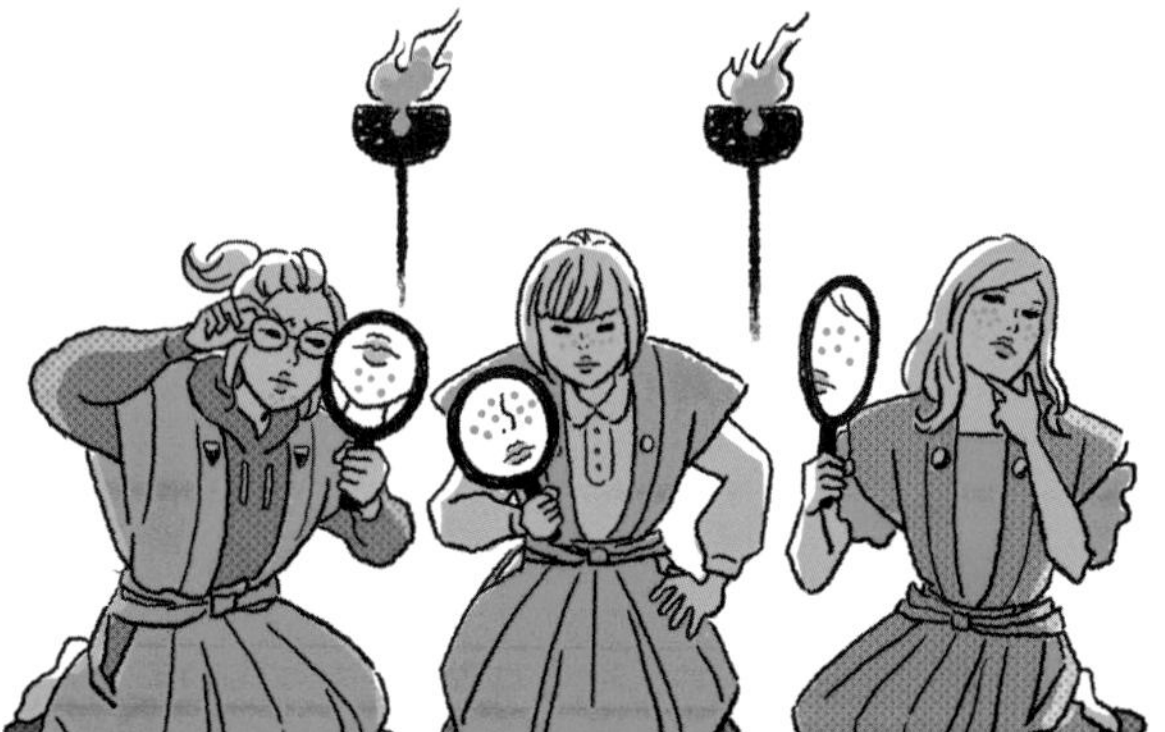

自分の毛穴を冷静に見つめてみる

「毛穴が気になる」とひとことで言っても、その毛穴の状態は人によってさまざまです。

ここまででお話ししてきたように、毛穴が目立つようになる直接的な原因のほとんどは、皮脂。「それほどオイリーじゃないんだけど……」という人でも、超乾燥肌でない限り皮脂は出ているので、まず皮脂によるトラブルを抑えることは、ほとんどの毛穴に効果を示します。

ただ、「毛穴道」を極めたいのなら、やはり毛穴のタイプに合わせたお手入れも取り入れて、悩みをスッキリ晴らしたいもの。そのためにまずやるべきことが、毛穴の観察なのです。

詰まっている？　凸凹している？　開いている？

手鏡を顔に近づけてじっくり観察するか、もしあれば拡大鏡を使ってチェックしましょう。鼻や眉間の毛穴は詰まっているけれど頬の毛穴は凸凹している、など場所によって異なることも多いです。次のページの毛穴3タイプ、あなたはどれがあてはまりますか？

基本の毛穴タイプはこの3つ

皮脂が多いＴゾーンに見られる「詰まり毛穴」、頬の内側に集中している「たるみ毛穴」。「すり鉢毛穴」は、Ｔゾーンにも頬にもできる可能性があります。3タイプが混在していることも。

○がついたものがあなたの毛穴タイプです

毛穴が楕円だったり、
毛穴が線でつながって見える

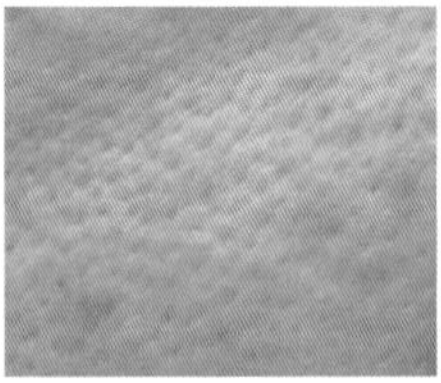

毛穴が大きく開いて
凸凹している

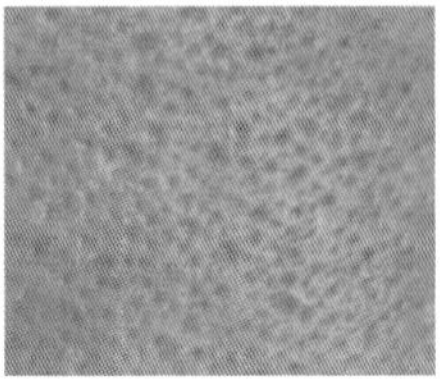

毛穴に
何か詰まっている

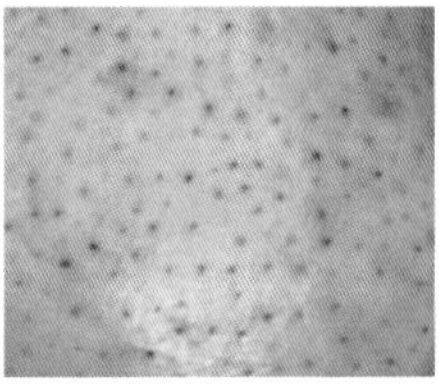

［基本の毛穴タイプ］

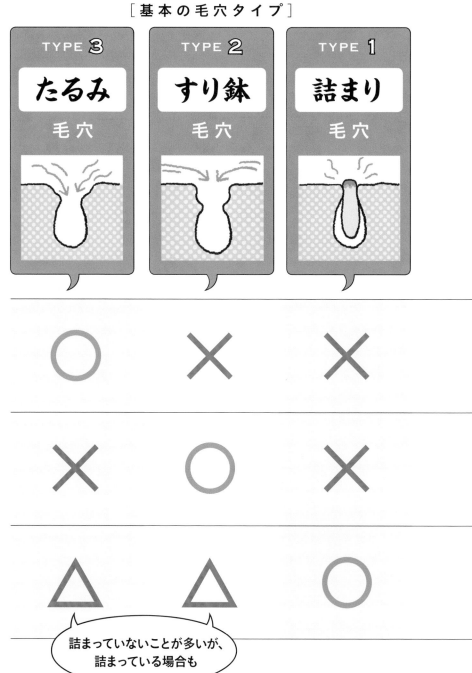

TYPE 3
たるみ毛穴

TYPE 2
すり鉢毛穴

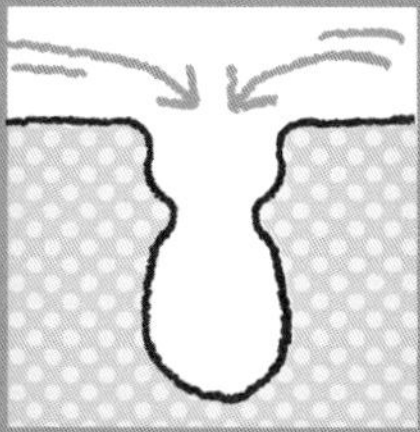

TYPE 1
詰まり毛穴

TYPE 3 たるみ毛穴	TYPE 2 すり鉢毛穴	TYPE 1 詰まり毛穴
○	×	×
×	○	×
△	△	○

詰まっていないことが多いが、
詰まっている場合も

基本の毛穴タイプ 1

詰まり毛穴とは？

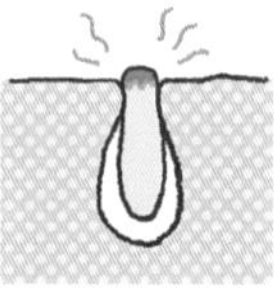

Tゾーンに多い、出口に栓ができたような状態の毛穴。栓の部分が黒ずんでいることもあります。この栓は、一般的に「角栓」と呼ばれ、皮脂と汚れなどが混ざって固まったものです。

そもそも皮脂は、なぜ毛穴に詰まってしまうのでしょう？ その理由は、皮脂の組成を知ると納得できます。

毛穴の中には皮脂腺があり、その中には皮脂腺細胞という、脂肪を分泌する細胞がたくさんあります。皮脂腺細胞は脂肪をどんどん分泌して中にため込んだ後、破裂して脂肪を放出します。その脂肪と、破裂した細胞膜、それに毛穴の出口付近でターンオーバーによって剝がれた角層細胞が混ざったものが、皮脂。もともと細胞膜や角層細胞などが混ざっているので、詰まりやすい素因を持っています。

ですから、皮脂の分泌が盛んだったり、ストレスや睡眠不足などにより角質肥厚が起こったりすると、毛穴はす

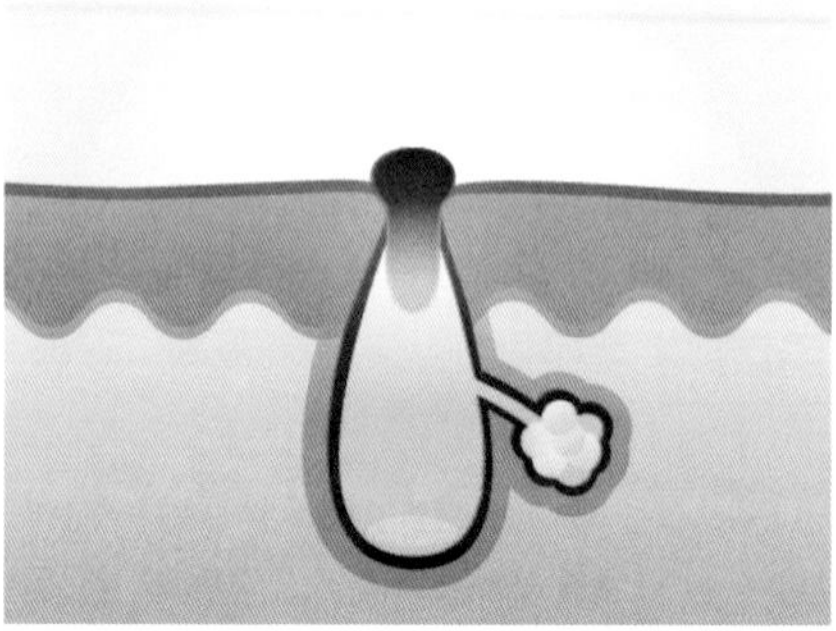

縦長のくぼみは毛穴、右側についた袋は皮脂腺を示します。皮脂腺で分泌された皮脂は毛穴に詰まりやすく、放っておくと角栓に。さらに放置すると酸化して黒ずみます。

詰まりが酸化すると、黒くなる

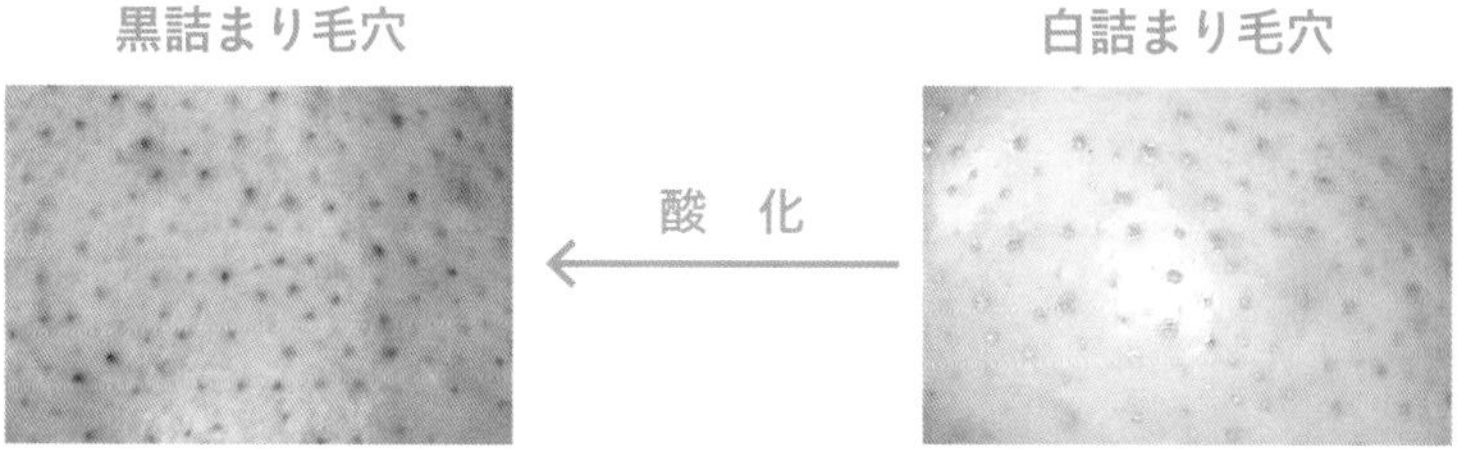

洗顔をおろそかにしたり、洗浄力の弱い洗顔料を使っていると角栓が育って硬くなり、酸化して黒ずむ。

毛穴に滞った皮脂に、出口付近の古い角質やメイク汚れが混ざった「角栓」が、白詰まり毛穴の正体。

ぐに詰まってしまいます。そこに、肌表面の古い角質やメイク汚れなどが混ざると、角栓ができてしまうのです。

角栓は日々空気にさらされて酸化すると、硬くなって黒ずんできます。こうなると洗顔だけでは取れにくく、徐々に大きくなって毛穴を押し広げます。黒ずみは肌をくすんだ不潔な印象に見せる原因にもなります。

角栓を指などで押し出すのは、絶対に避けたい行為のひとつ。毛穴の部分では常に、酸化した皮脂によって微細な炎症が起きています。押し出す刺激を与えると、皮脂分泌の活性化や炎症による角化が進み、さらなる毛穴詰まりにつながってしまうのです。

CHECK!

詰まり毛穴が赤い炎症に！ニキビ

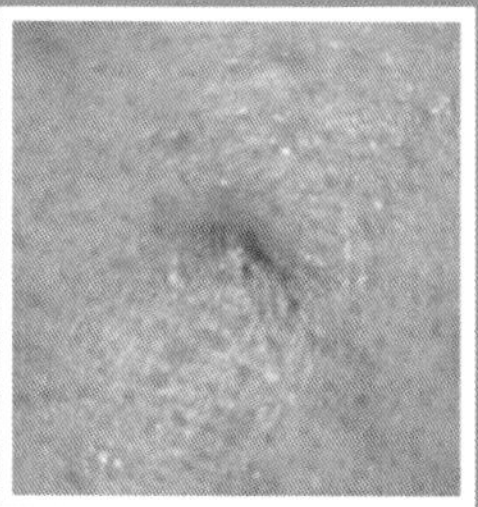

毛穴の中には皮膚常在菌の一種である「アクネ菌」がいます。アクネ菌は酸素がない環境で活性化する性質をもっていて、毛穴が詰まり酸素が減るとアクネ菌が増殖。するとニキビが発生！　P76～で詳しくご紹介します。

基本の
毛穴タイプ
2

すり鉢毛穴とは？

毛穴の出口が、本来の毛穴よりも大きくなり、すり鉢状に凹んだ状態を「すり鉢毛穴」と呼びます。Tゾーンや頬の内側に多く、よく観察すると奥のほうに毛穴詰まりがあったりもします。

毛穴がすり鉢状に目立ってしまう原因は、まだ完全には明らかになっていませんが、おそらく、皮脂分泌の増加による炎症です。皮脂が過剰に分泌されたり、ストレスなどが原因でバリア機能の低下→角質《かくしつ》肥厚《ひこう》が起こると、毛

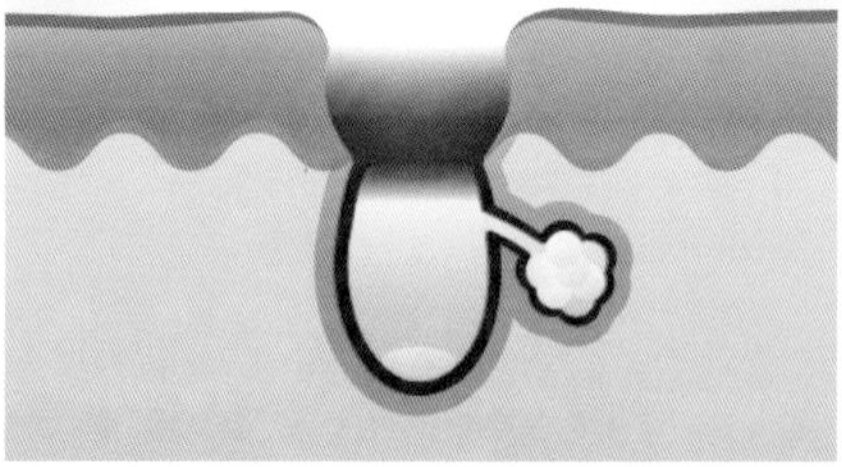

皮脂分泌の増加や角質肥厚によって毛穴が詰まりやすくなると、アクネ菌が皮脂を炎症性の「遊離脂肪酸」に分解。毛穴の出口の皮膚がダメージを受けて削られてしまう。

イチゴのようにデコボコしている

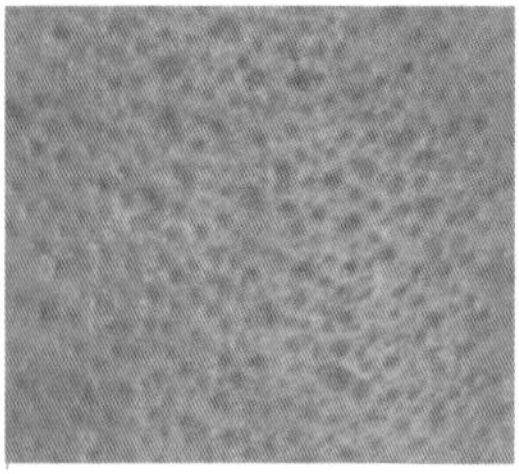

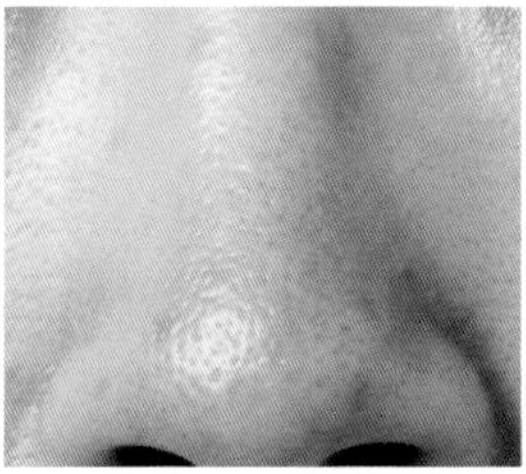

皮脂が分解されてできる「遊離脂肪酸」が毛穴の出口を攻撃。それにより皮膚が削られてすり鉢状の穴に。大きめの凹みが目立つ状態になってしまう。右の鼻は初期、左は進行した状態の頬。

穴は詰まりやすくなります。それを解消するために、毛穴の出口に炎症を起こし、えぐるように出口を開かせ、詰まらないようにしているのです。

このメカニズムを、もう少し詳しく説明しましょう。皮脂分泌が増えると、皮脂をエサにしてアクネ菌が増えます。アクネ菌は「リパーゼ」という皮脂を分解する酵素をもっていて、皮脂をオレイン酸などの「遊離脂肪酸」に分解します。遊離脂肪酸は毛穴の出口も攻撃して炎症を起こし、それによって出口部分の皮膚がダメージを受けて削られ、〝すり鉢〟のようにぽっかり開いてしまうのです。

顔の毛穴の役割は、皮脂を分泌して外に出すことです。毛穴の出口が広がれば、皮脂がスムーズに出て肌表面を皮脂で覆うという目的は果たせるので、すり鉢毛穴は、肌が自らを守るという自然な働きの結果、できたものであるともいえます。とはいえ、見た目には目立つのが困りものですね。

すり鉢毛穴があり、肌の赤みが気になるという人も多いと思います。これは、遊離脂肪酸によって毛穴の出口の炎症が強くなっているサイン。

すり鉢毛穴や、それに伴う肌の赤みは放っておかず、なるべく早く皮脂分泌や炎症を抑える対策をとることが必要です。放置していると毛穴の形が戻らなくなってしまいます。

CHECK!

1つの毛穴を超えて、大きな凹みになっていたら
クレーター

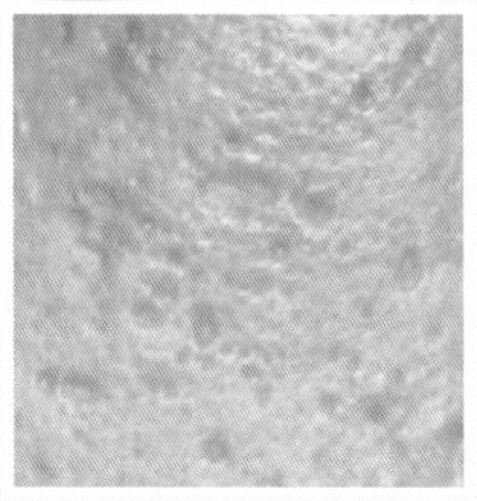

皮脂分泌や炎症を放っておくと、すり鉢が少しずつ大きく、凹凸も目立つようになります。3年以上放置してしまい、大きくなったクレーターを、セルフケアで小さくすることは困難。美容医療が効果的です（P88）。

基本の
毛穴タイプ
3

たるみ毛穴とは?

ハリを失った毛穴が横に流れていく

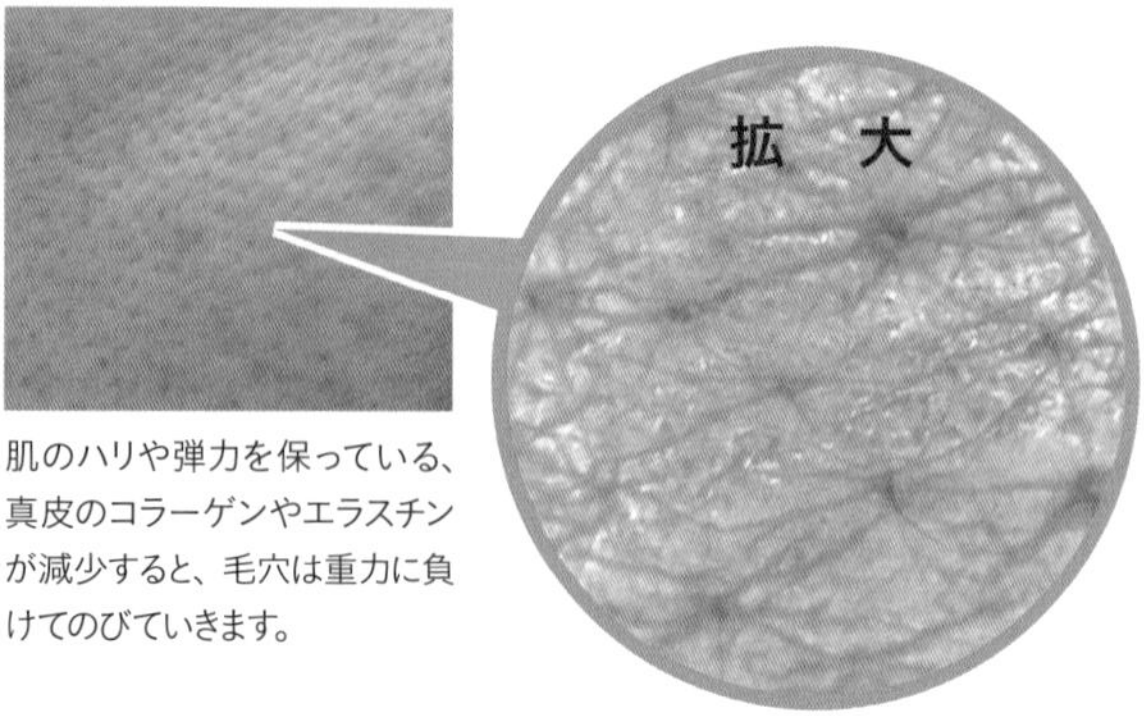

肌のハリや弾力を保っている、真皮のコラーゲンやエラスチンが減少すると、毛穴は重力に負けてのびていきます。

肌のハリは、皮膚の奥の真皮にあるコラーゲンやエラスチンといった弾力線維によって支えられています。加齢とともにこれらの弾力線維は減少し、質自体もハリを失ってのびていきます。すると、肌のハリが失われ、毛穴が楕円形にのび、さらに毛穴同士がつながって見える状態に。これを「たるみ毛穴」といいます。

たるみ毛穴が現れるのは、主に頬の内側。すり鉢毛穴と近い位置にできるので見分けが難しいこともありますが、目尻の皮膚を斜め上に軽く引っ張ってみて毛穴が目立たなくなるようなら、それはたるみ毛穴です。頬のすり鉢毛穴が加齢によりたるんできているケースもあります。

最近は、ストレスフルな生活によってたるみ毛穴が早く進行してしまう人も多いようです。食べたものの栄養を肌に届けているのは血液ですが、ストレスを感じると交感神経が優位にな

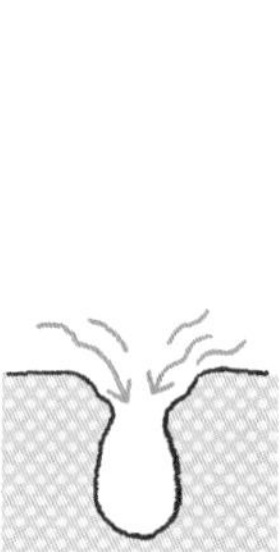

り、皮膚に張り巡らされている毛細血管が収縮して、血流が低下します。すると、血液からの栄養が肌に行き渡らなくなり、コラーゲンやエラスチンを作る材料が足りなくなり、毛穴の周りを囲んで支えていたコラーゲンなどが減ってしまうのです。

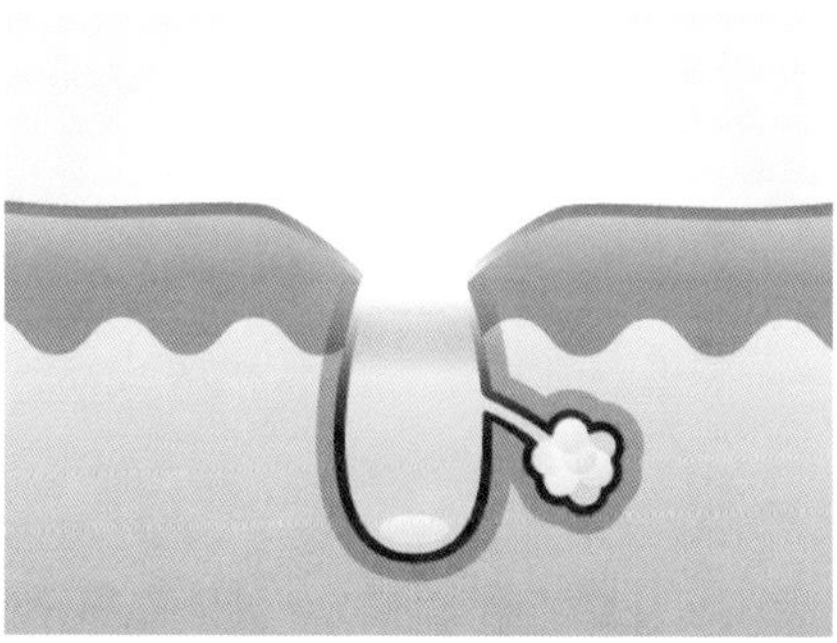

毛穴を周囲から支えているコラーゲンやエラスチンが減ってしまうと、毛穴がだらりと緩んだ状態に。皮脂が変化した遊離脂肪酸によるダメージで、たるみ毛穴が進行する場合も。

また、紫外線も毛穴のたるみを進行させます。紫外線の中でも波長の長いUV‐Aは、肌の奥の真皮に届いて、コラーゲンやエラスチンにダメージを与えます。UV‐Aは年間を通してその量に大きな変動がなく、ガラスを通して室内にも入ってくるので、日焼け止めをきちんと使っていないとたるみ毛穴が進行してしまいます。

たるみ毛穴の原因は、毛穴周囲の組織の衰えで、そこには皮脂も関係しています。皮脂分泌が増えることによる肌の炎症が進むと、真皮にも悪影響が及ぶのです。過剰な皮脂を抑えるケアは、すべての毛穴に有効です。

肌を支えるコラーゲンやエラスチンが加齢で減少

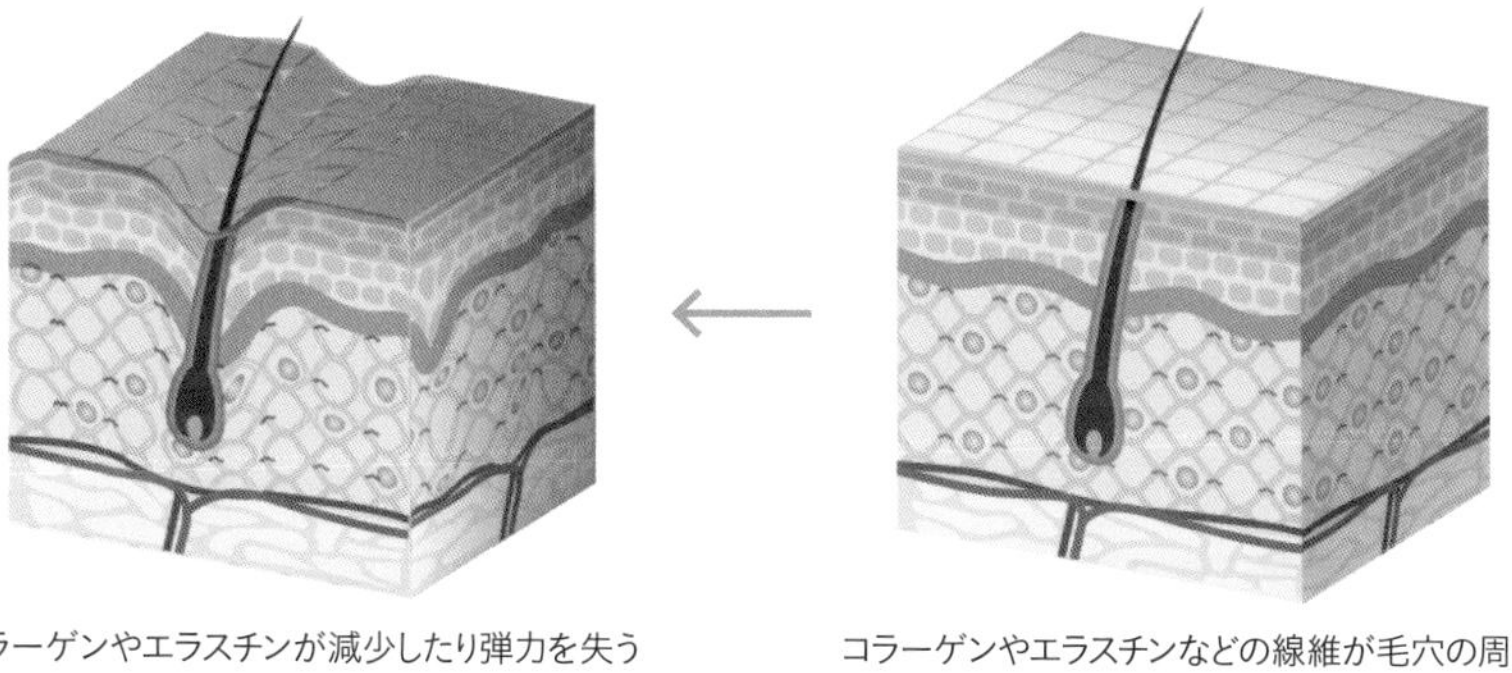

コラーゲンやエラスチンが減少したり弾力を失うと、毛穴は緩み、流れていく。

コラーゲンやエラスチンなどの線維が毛穴の周りを囲み、引き締まった状態をキープ。

それは毛穴じゃありません

私の考える目立つ毛穴の症状は、ここまでに挙げた3種（詰まり毛穴・すり鉢毛穴・たるみ毛穴）ですが、これ以外にも毛穴周辺の肌トラブルによって毛穴が強調されて見えてしまうケースがあります。皮脂やたるみによる毛穴そのものの形状変化とは分けて考えたほうがわかりやすいものです。いくつかご紹介しましょう。

色素沈着や乾燥による毛穴目立ちの解決法は、別にある

まずは、毛穴周辺のメラニン色素沈着による黒ずみ。詰まっているものが酸化して黒ずんでいるのではなく、毛穴の周りの皮膚がモヤモヤと黒っぽい状態です。

皮脂は分泌されると皮膚常在菌の酵素によって遊離脂肪酸

毛穴周りの色素沈着

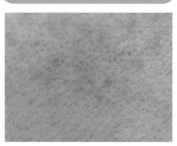

皮脂による炎症が続いたり、毛穴への物理的な刺激を繰り返すことによって、毛穴周辺にメラニン色素が沈着。黒詰まり毛穴とは異なるので、洗顔してもきれいにはなりません。

に分解され、それが肌を刺激して、炎症による赤みを起こします。赤みを放置していると、メラニンが沈着して黒ずんでしまうことがあります。これ以外に、剝がすパックやハードなピーリングなど刺激の強いお手入れを繰り返していると、色素沈着につながることがあります。

また、乾燥や代謝低下によるキメの乱れが毛穴を目立たせているというケースもあります。肌表面の角層が充分に水分を含んでいると、キメ（皮丘《ひきゅう》）がふっくらと盛り上がって、キメの溝（皮溝《ひこう》）がしっかりあり、凹んだ毛穴は目立ちません。ところが乾燥や代謝低下が起きると皮丘はハリを失ってペシャッとつぶれ、皮溝はなくなってしまいます。それによって毛穴が目立ってしまうのです。

毛穴周りの色素沈着は、角質ケアで代謝を促したり、美白ケアを取り入れれば徐々に目立たなくなります。乾燥や代謝低下による毛穴目立ちは、お手入れによってキメをしっかり構成させることで、すぐに目立たなくすることが可能です。

乾燥による肌のキメの乱れ

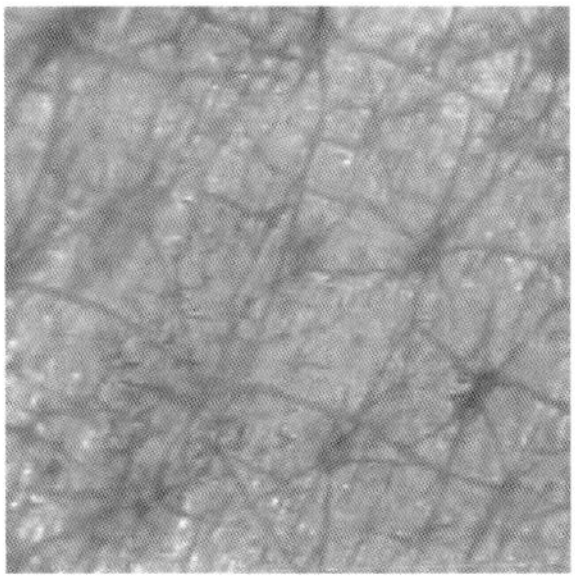

潤ってキメが整っている肌

キメ（皮丘）がふっくら、キメの溝（皮溝）がくっきりとして、毛穴は目立たない。

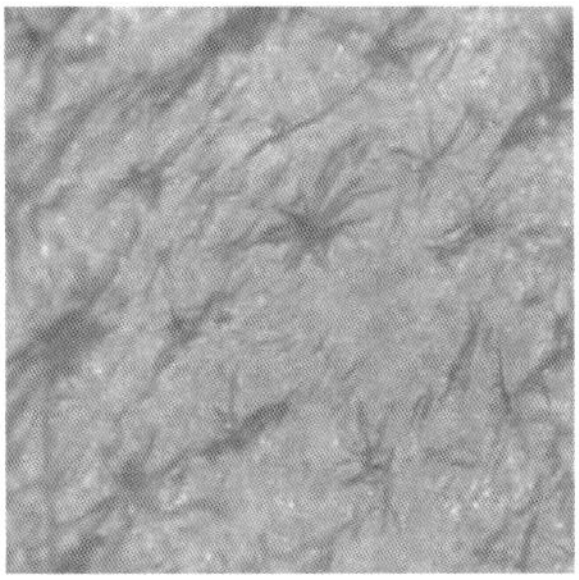

キメの乱れにより毛穴が目立つ乾燥肌

肌が乾燥していると皮丘がハリを失ってつぶれ、皮溝がなくなり、毛穴が大きく見えてしまう。

オトコも毛穴に悩んでいる？

最近は、男性も美肌でいることがマナーのひとつになりました。体のついでに顔も洗って終わり、ではなく、洗顔料をきちんと使って化粧水や乳液をつけることが当たり前に。ニキビだらけの高校生に出会う機会はかなり減ったように思います。

このように、男性の毛穴問題は意外と根が浅く、きちんと汚れを落として保湿ケアを行うだけで目立たなくなっていくことが多いです。女性に比べてキメが粗く毛穴も大きいので、洗顔をきちんとしているだけで詰まりにくい状態を保つことができます。また、男性の多くはメイクをしないので、メイクの油分によって毛穴をふさぐリスクもありません。

ところで、女性の毛穴がすり鉢状に変形したり、炎症を起こしたりといったトラブルに見舞われるのは、ホルモンバランスが原因のひとつです。

男性ホルモンには皮脂を分泌して毛穴を開かせる作用があります。女性はもともと男性ホルモンの分泌量が少ないのですが、10代で生理が始まった後に急激に増加して、テカリやニキビの原因となります。20代になると本来男性ホルモンは減るはずですが、ストレスが多い環境だと、男性ホルモンは減少しにくくなります。そして30代になると、卵巣由来の女性ホルモン・エストロゲンの分泌量は減少し、男性ホルモンが増加します。

つまり、女性は本来男性ホルモンが少なく皮脂分泌も少ないのに、年齢やさまざまな状況によって男性ホルモンが増加して皮脂も増える、その落差に肌が対応しきれないから、毛穴トラブルに見舞われるのです。

男性に毛穴悩みが少ない理由

1 男性ホルモンがもともと多い

2 皮脂分泌ももともと多い

3 メイクをしない

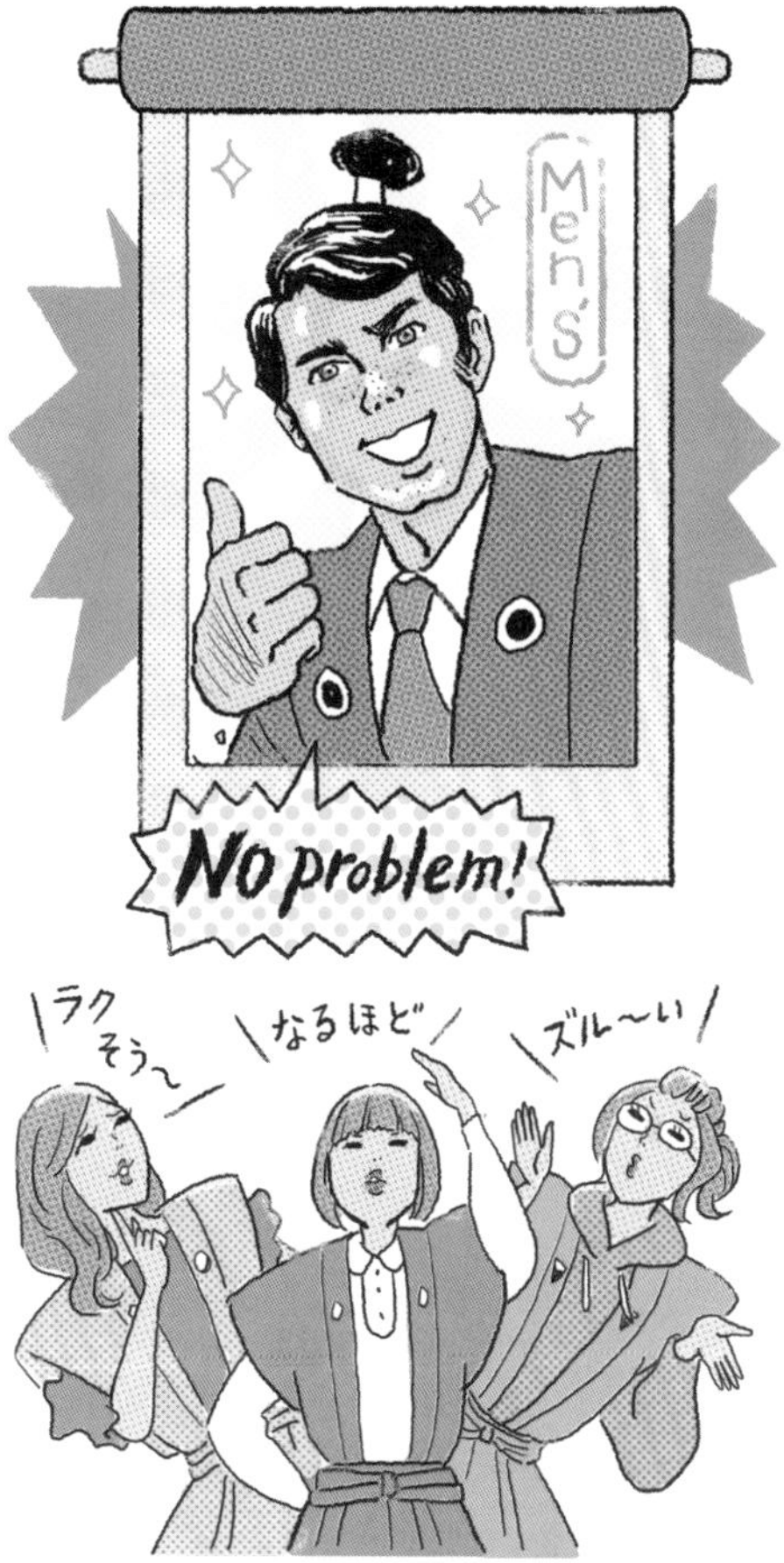

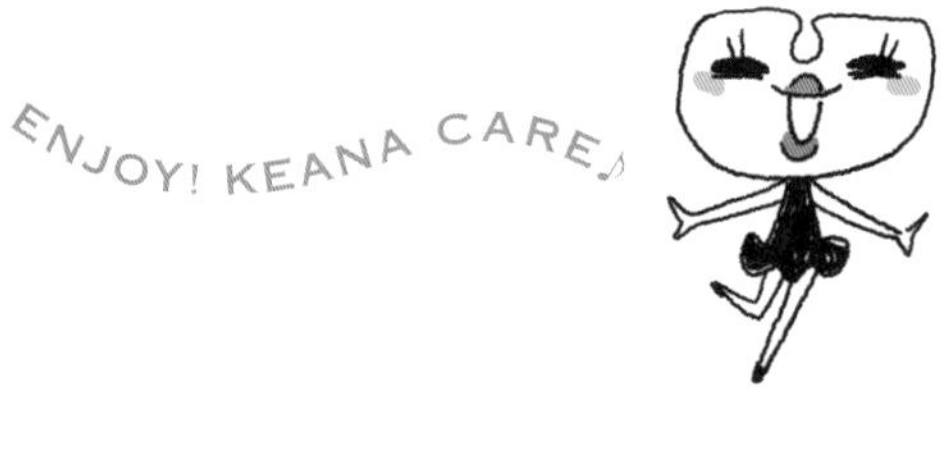
ENJOY! KEANA CARE♪

第2章

毛穴をなだめる

あなたの毛穴が目立っているのは、
ストレスや皮脂による炎症のせい。
それをなだめることで、毛穴は今より
確実に目立たなくなります。
方法は、実にシンプルで簡単です。

一、スキンケアは、肌動かさず "剤"動かす

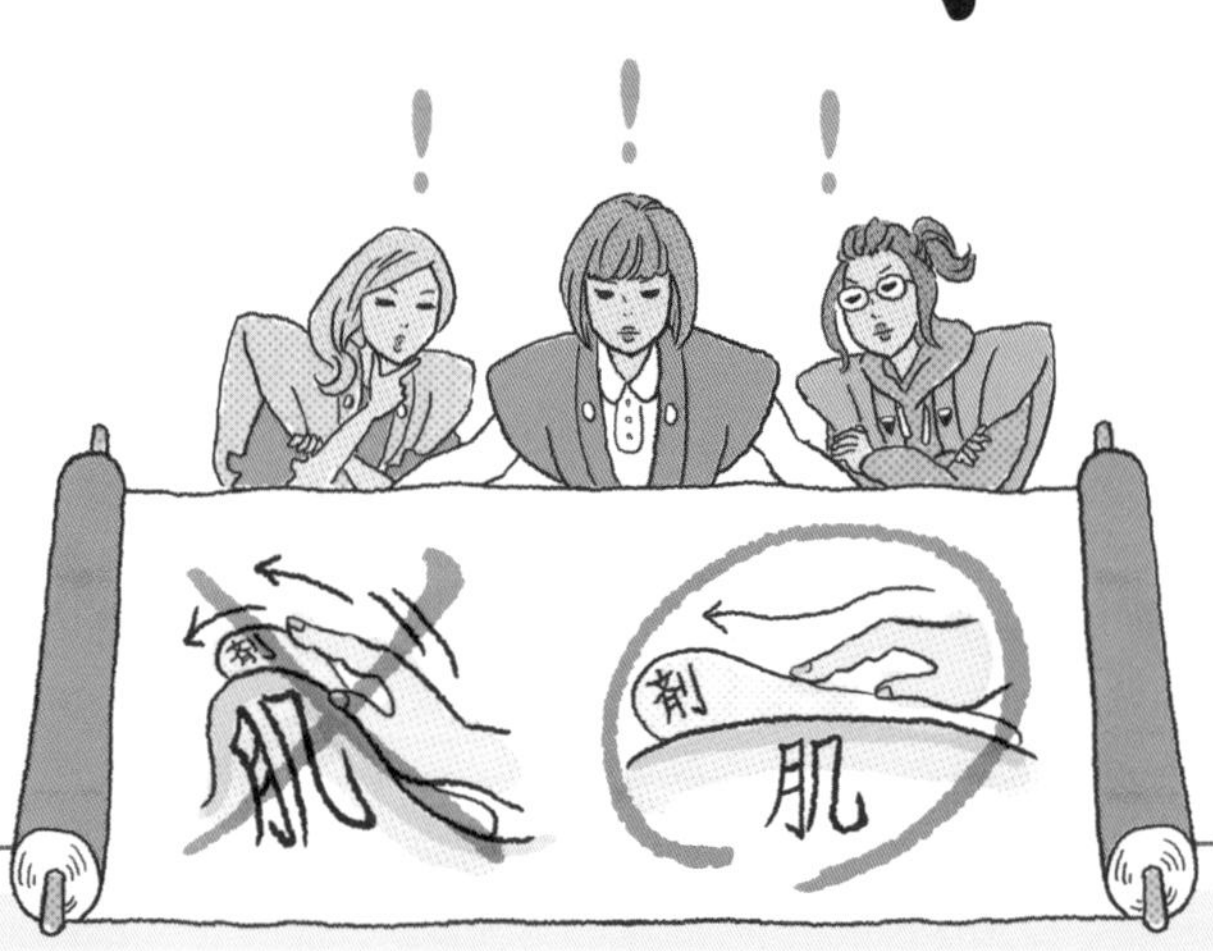

何より大事なのは炎症させないこと

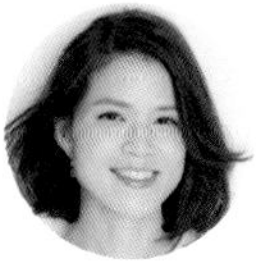

エディター
大塚真里

出版社で女性誌の編集を手がけた後、独立。美容ページの制作を手がけるなかで、20年以上にわたり医者や研究員への取材を重ね、肌やスキンケアについての知識を深める。皮膚科医の著書の制作も多数手がけている。

毛穴が開いていたり、詰まっていたりすると、気になってその部分をよく洗ったり、触ったり、詰まりを押し出したりしてしまう人が多いようです。気持ちはよくわかります！　でも、第一章で亀山先生がおっしゃっていたように、毛穴の部分は皮脂によって常に弱い炎症が起きている状態。本当は最も優しく扱ってあげなければならない部分なのに、逆にこすったり押し出したりすれば、炎症が悪化してますます毛穴が目立つことに。

だまされたと思って、一度、毛穴をそっと優しくお手入れしてあげましょう。一度目立ってしまった〝穴〟だから、もちろんすぐに小さくなることはありません。でも、1ヵ月後、2ヵ月後、そして半年後、1年後……と、徐々に引き締まり、汚れも詰まりにくくなるのがわかるはず。

コツは、スキンケアをするとき、肌が動くほど強い力を入れないこと。クレンジング料や洗顔料、美容液といった〝剤〟を動かすようなフェザータッチで優しくお手入れすれば、炎症の悪化を防ぐことができます。

毛穴スキンケアの極意 1

夜のみ

正しいクレンジングの方法

1 クレンジング料を手にとる

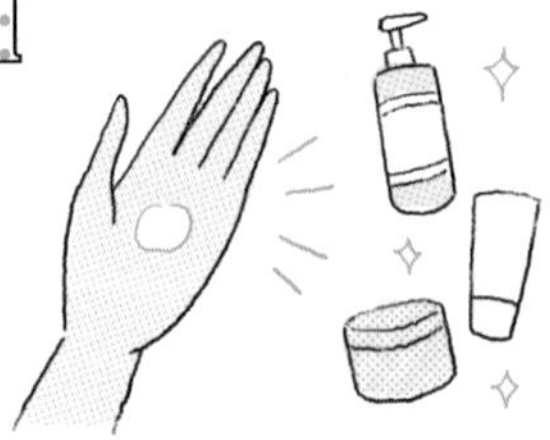

おすすめは、クリームやジェル、バームタイプ。オイルやミルク、ウォータータイプは、一般的に汚れを浮かせてすすぎやすくするための界面活性剤の配合が多い傾向にあり、毛穴に負担となりやすい。製品に表示されている適量をとる。

2 肌を動かさないようにしながら、顔全体になじませる

クレンジング料を顔全体にムラなく広げる。指の腹全体を使い、クレンジング料を肌の上で優しく動かすようにしてメイクを浮かせる。40秒～1分程度で終わらせる（洗浄系アイテムでの長時間マッサージは肌の負担になるので禁物）。

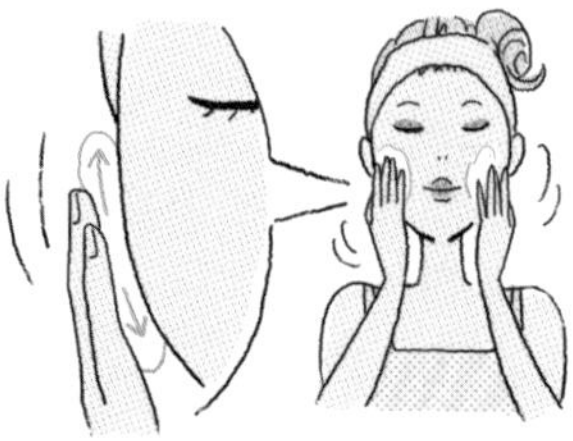

3 7～8割だけ落とす気持ちで優しくすすぐ

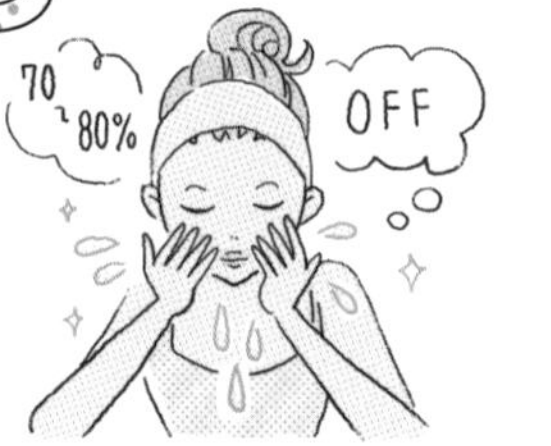

ぬるま湯ですすぐ。このとき、ぬるつきがなくなるまで完全に落とそうとするとつい肌をこすってしまうので、クレンジング料が7～8割落ちればOKという気軽な感覚で。その後、洗顔をするときに落ちるので、多少残っていても問題なし。

CHECK!

しっかりメイクの日は、最初にポイントメイクリムーバーを

クリームやジェルタイプのクレンジング料は、汚れ落ちがマイルド。落ちにくいポイントメイクは専用のリムーバーでオフ。

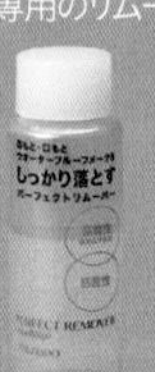

振って使う2層タイプ。メイク落ちがよく、さっぱり気持ちよく使える。パーフェクトリムーバー（アイ＆リップ）120ml ￥1100／資生堂

たとえばこんなクレンジング料

なめらかなクリームが汚れを包み込んでオフ

潤いを守りつつメイク汚れをしっかりからめとるクレンジングクリーム。敏感肌でも使える優しさ。フリープラス マイルドクリームクレンザーa 125g ￥2000／カネボウ化粧品

※商品の価格はすべて税別表記です。

毛穴スキンケアの極意 2

朝と、夜のクレンジング後に

正しい洗顔の方法

1 しっかり泡立てる

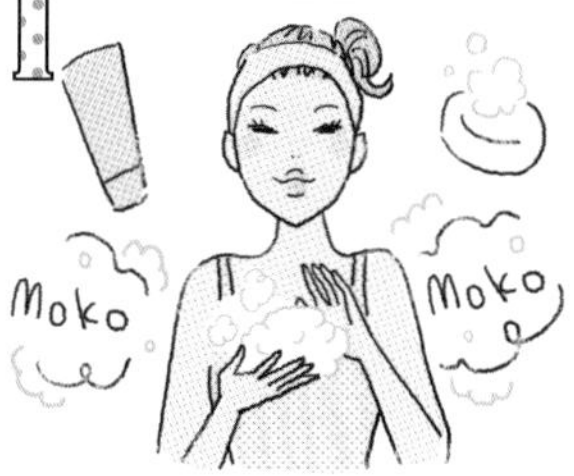

洗顔料は、パッケージに「毛穴汚れや古い角質を落としながら潤いは奪わない」と書かれたものがおすすめ。洗浄力がマイルドすぎると詰まり毛穴が解消されないことが。製品に表示されている適量をとり、ぬるま湯を加えながらよく泡立てる。

2 泡を肌になじませるように洗う

両手に軽くこんもりの泡ができたら、Tゾーン→頬の順に泡を顔にのせる。手のひら全体で泡をプッシュし、肌に優しくなじませるようにするだけで、汚れが吸着されていく。小鼻の脇や眉の中など、泡が届きにくい部分だけ指の腹でなじませて。

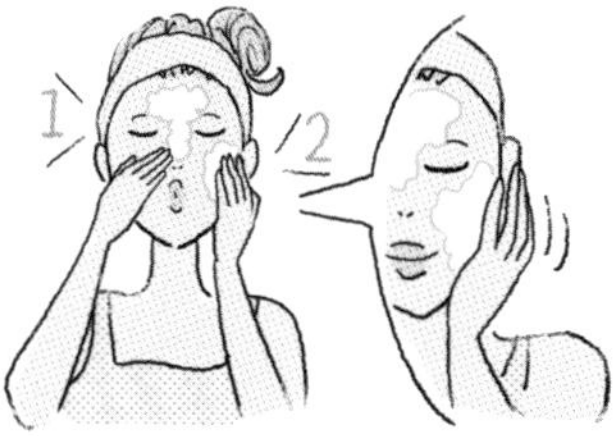

3 肌をこすらないよう優しくすすぐ

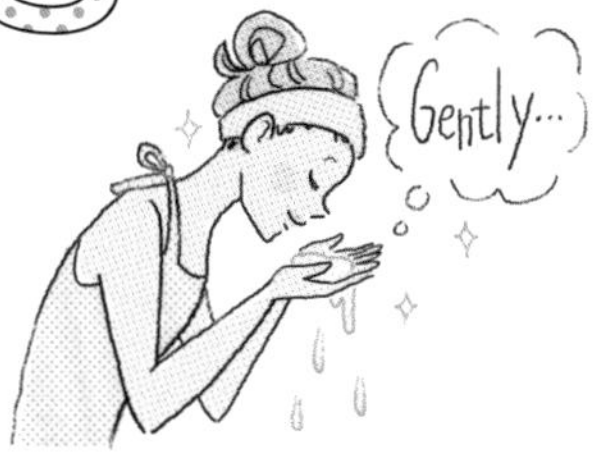

手にぬるま湯をすくって顔に何度もかけるようにして、こすらずにすすいだら、タオルでそっと水気を押さえる。洗顔後、鏡でチェックして肌が赤くなっていなかったらこすらず洗えた証。赤くなっていたら、無意識にこすってしまったサイン。

CHECK!

こんな洗い方はNG!

洗顔料は、泡一粒一粒に汚れを吸着させることで、最も洗浄力が上がります。少ない泡では汚れを吸着できず、洗浄剤の濃度が濃いので肌の負担に。また、小鼻を指でゴシゴシこするのもNG。そのとき角栓が取れたとしても、またすぐ角栓ができるので意味なし!

たとえばこんな洗顔料

角栓を優しく落とし
つるんとした肌に
洗い上げる

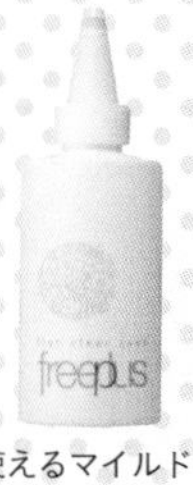

敏感肌でも使えるマイルド処方ながら、角栓を少しずつ小さくしてくれる。ふんわりとした泡が気持ちいい。フリープラス フラットクリアソープa 100ml ￥1800／カネボウ化粧品

毛穴
スキンケアの
極意
3

毛穴を直にきれいにする角質ケア

古い角質をこまめにオフして毛穴詰まりを防ぐ！

毛穴詰まりを防ぐために、ぜひ取り入れたいのが「角質ケア」です。

肌の表面の部分は「角層」と呼ばれ、外部の刺激や乾燥から守る役目を果たしています。肌は代謝を繰り返しているので、角層の最も表面の部分は日々少しずつ剝がれ落ちています。この剝がれ落ちたもの（古い角質）が皮脂と混ざり、毛穴に詰まったものが「角栓」。角質ケア効果のある化粧品には、酸や酵素など、角層細胞の結びつきを緩めて落としやすくする成分が入っています。それを取り入れることで、角栓は徐々に小さくすることが可能に。

また、クレイマスクも角質ケアに効果的。クレイの粒子には目に見えない小さな穴が開いていて、皮脂や古い角質などの汚れを吸着してくれます。

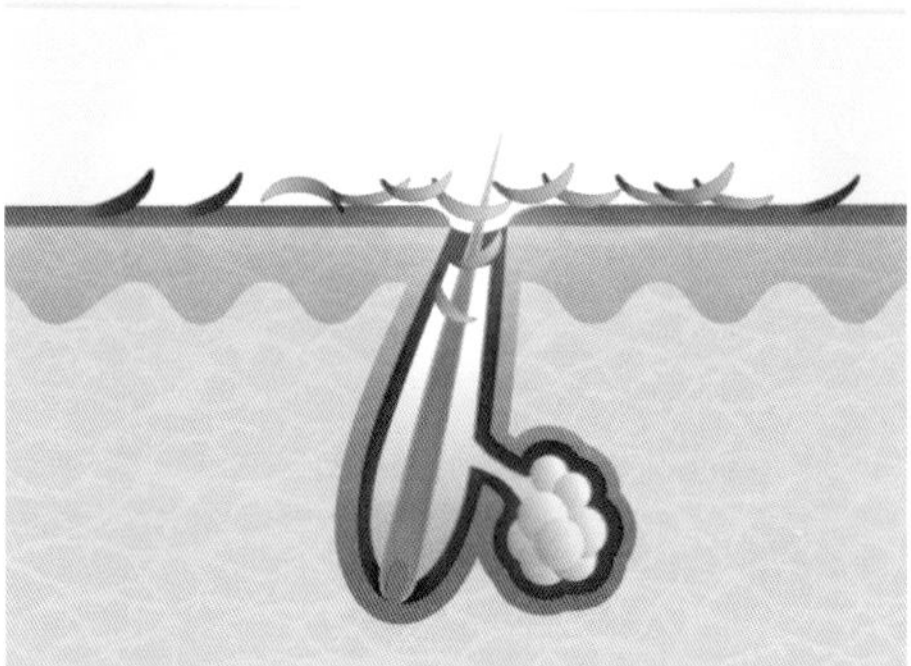

古い角質が滞っていると毛穴の出口をふさぎ、皮脂と混ざって詰まりやすくなる。

毎日

角質ケア美容液を洗顔後すぐに

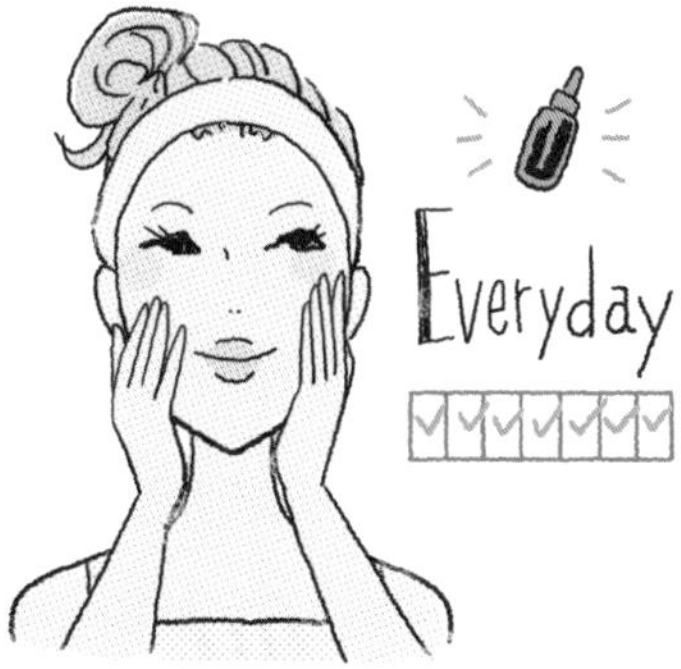

すべての肌タイプのデイリー角質ケアにおすすめ。洗顔後、製品に表示されている適量か、やや多めの量を手にとり、顔全体に優しくなじませる。後につける化粧水などのなじみをよくする働きもあり。

たとえばこんな角質ケア美容液

角質ケア&毛穴引き締め効果で総合美肌ケア

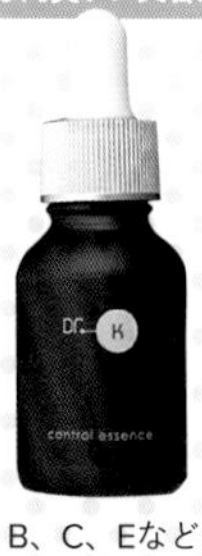

ビタミンA、B、C、Eなどをブレンド。皮脂抑制効果と角質ケア効果、毛穴引き締め効果でなめらかな肌へ。ケイコントロールエッセンス20ml ￥7500／ドクターケイ

スペシャルケアA

混合肌〜オイリー肌はときどきクレイマスクを

週に1〜2回使用。製品に表示されている適量か、やや多めの量を手にとり、Tゾーン→頬の順に塗る。指定の時間おいてすすぐ。混合肌ならTゾーンだけでも。

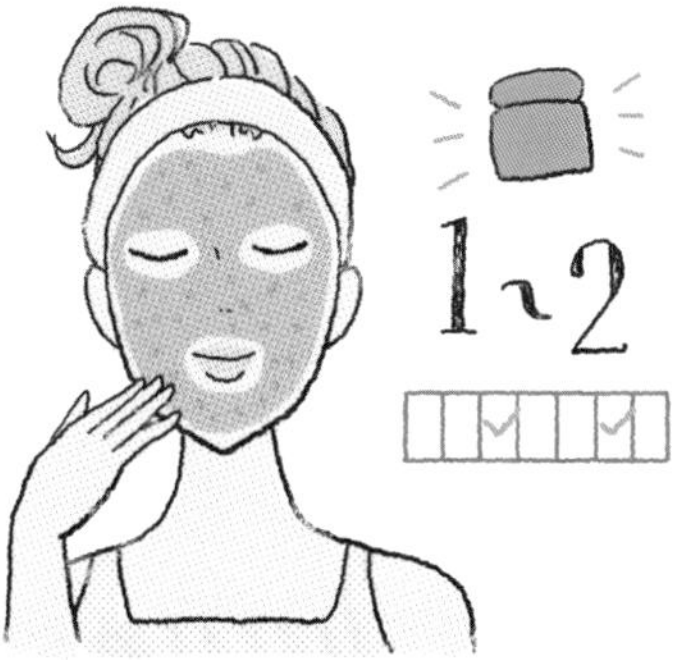

たとえばこんなクレイマスク

肌に優しく吸着力の高いホワイトクレイ

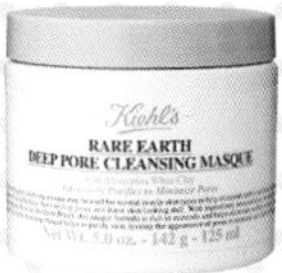

なめらかなアマゾンホワイトクレイを配合。毛穴の汚れを吸着しながら肌を引き締め、乾燥させない。肌がワントーン明るく。レアアース マスク 142g ￥3600／キールズ

スペシャルケアB

肌タイプを問わずに使える酵素洗顔料もおすすめ

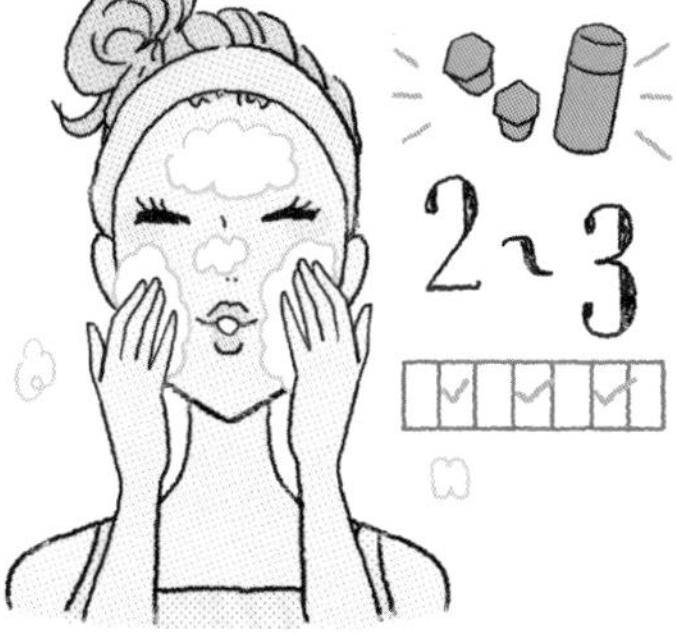

いつもの洗顔に代えて週2〜3回使用。個包装なら1個、ボトルタイプなら製品に表示されている適量を手にとり、軽く泡立てる。洗顔料（P51）と同様の手順で優しく洗う。

たとえばこんな酵素洗顔料

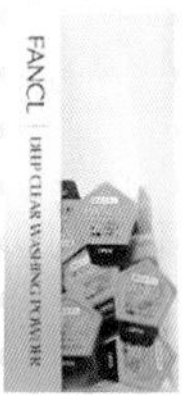

古い角質も皮脂もさっぱり洗い落とす

酵素に加え、炭や吸着泥を配合した黒い洗顔パウダー。毛穴の汚れを効率よく吸着し、洗い上がりはさっぱり。ディープクリア洗顔パウダー 30個 ￥1800／ファンケル

与えるケアはケチらない！

化粧水と美容液は常に〝適量より多め〟が正解

毛穴をなんとかしたくてこの本を読んでくださっている人も、肌悩みは毛穴だけではないでしょう。シミ、くすみ、シワ、たるみなど、いろいろな悩みが併発していることと思います。

それらを一度に丸ごと解決するコツがふたつあります。まずは、ビタミンC（できればAとB群も）が入った美容液を取り入れること。もうひとつは、化粧水や美容液をケチらず、できるだけたっぷりつけることです。

ビタミンA・B・Cの効果は亀山先生がP60〜65、67で語ってくださいますが、皮脂抑制や毛穴引き締めを始め、美白作用やたるみ防止作用などさまざまな働きが。なるべく高濃度に配合された美容液を選びましょう。

化粧水や美容液を、製品に表示された適量の倍を目指してたっぷりつけると、肌がふっくらしてキメが整い、毛穴が目立たなくなります。良質な化粧品を使っていても、使う量が少なければ思ったような効果は発揮されません。実は、肌をいちばん変えてくれるのは〝使う量〟の見直しなのです。

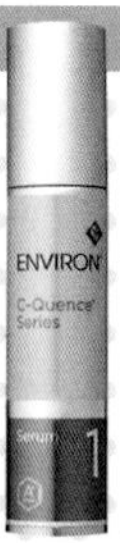

必要なビタミンAを肌に補う美容液。ビタミンCも配合

1〜4+という4種があり、順にビタミンAの濃度が上がっていく。初心者には1を。エンビロンC-クエンスセラム1 35ml ￥15000／プロティア・ジャパン

1 化粧水は500円硬貨大を2〜3回

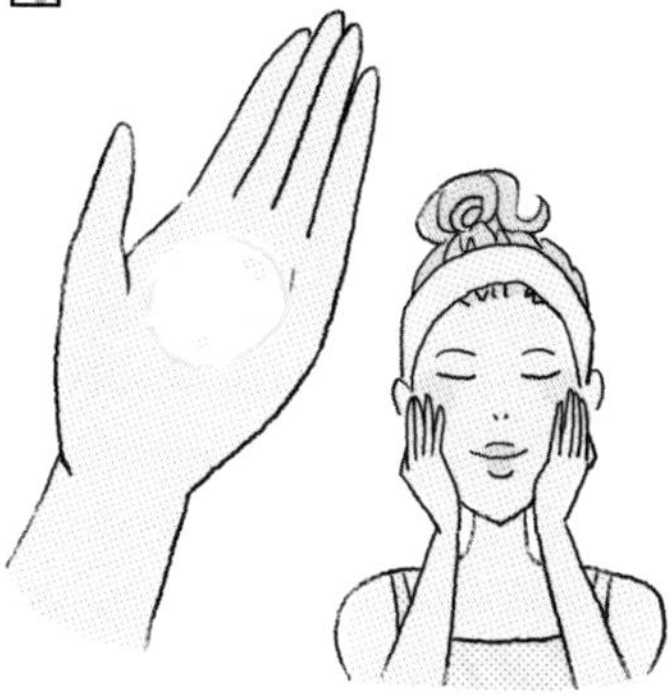

手のひらに500円硬貨大の化粧水をとり、顔全体に優しくなじませる。2〜3回繰り返し、たっぷりつけて。コットンは繊維で肌を摩擦してしまうので、手でつけるのがベスト。

たとえばこんな化粧水

ストレス毛穴やニキビ肌に優しく潤い補給

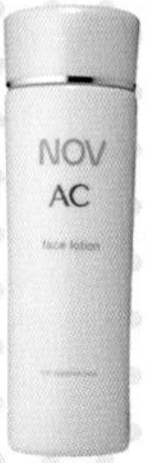

抗菌成分やマイルドな保湿成分を配合した、乾燥するのにニキビができる肌のための化粧水。ノブACフェイスローション［医薬部外品］120ml ¥2200／常盤薬品工業

2 美容液は小鼻の脇も忘れず、毛穴に入れ込む気持ちで

製品に表示されている適量を手にとり、両手に広げて顔全体になじませる。できればもう1回重ねて。毛穴が気になる部分には、指の腹で丁寧になじませる。

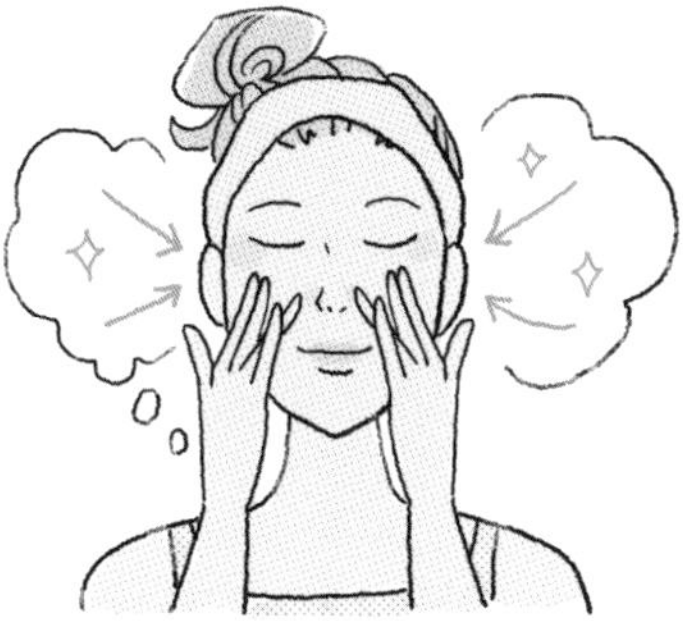

たとえばこんな美容液

ビタミンC25％！1回で明らかに毛穴が引き締まる

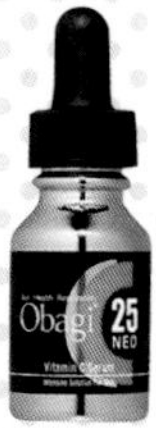

肌に入るとすぐに効果を発揮するピュアビタミンCを、安定性を保ちつつ25％という超高濃度で配合。効果大！オバジC25セラム ネオ 12ml ¥10000／ロート製薬

3 肌の状態に合わせ、乳液かクリームでフタを

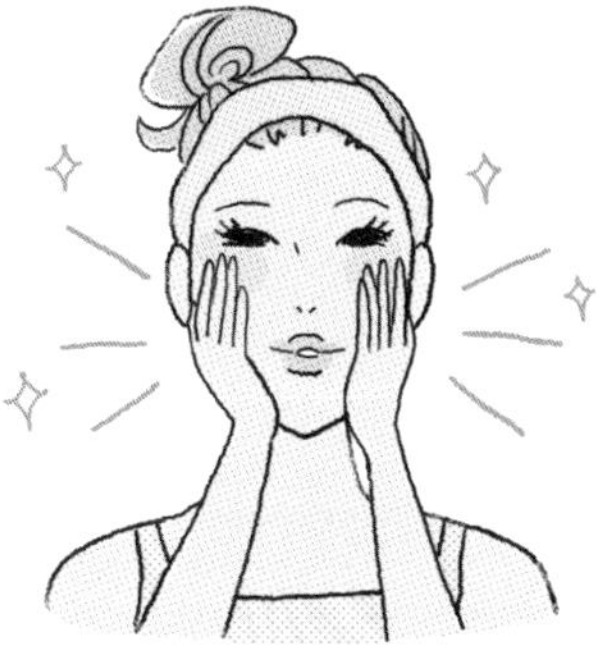

製品に表示されている適量を手にとり、Tゾーンは少なめ、Uゾーンには多めに塗る。乳液よりも潤いを守る力が高いクリームがおすすめ。

たとえばこんなクリーム

肌のバリアを守り
ニキビの原因になりにくい

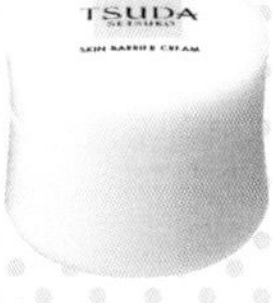

肌を土台からふっくら、たるみ毛穴を目立たなく。ニキビや毛穴の炎症にも対応。TSUDA COSMETICS スキンバリアクリーム 65g ¥8800／ドクター津田コスメラボ

毛穴ケアの「ダメ。ゼッタイ。」1

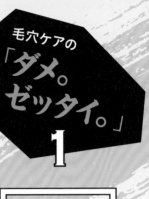

毛穴に悩む人が必ずハマる「角栓をムリに取る」

肌を傷つけて詰まりやすい毛穴に！

鼻の頭を埋め尽くす黒い角栓、洗顔後の毛穴からぴょこんと飛び出た角栓……。指で押し出したくなる気持ちは非常によくわかりますが、ダメ。ゼッタイ。理由を知ったら、あなたも角栓を取ろうとは思わなくなるはずです。

角栓を指や爪、器具などで押し出すと、ぽっこり気持ちよく取れますが、そのとき、毛穴周りの皮膚に圧力がかかります。毛穴周りでは常に皮脂によって微細な炎症が起きている（P21参照）ため、強く押すことで炎症が悪化。それによりさらに皮脂が出たり、角層が厚くなったりして、角栓ができやすくなってしまうのです。

角栓は、毎日の洗顔や角質ケアで少しずつ取り去るのがいちばんです。

こんな角栓の取り方は NG

✖ 爪で絞り出す

✖ 毛穴パックで引き抜く

✖ プッシャーでぐいぐい押し出す

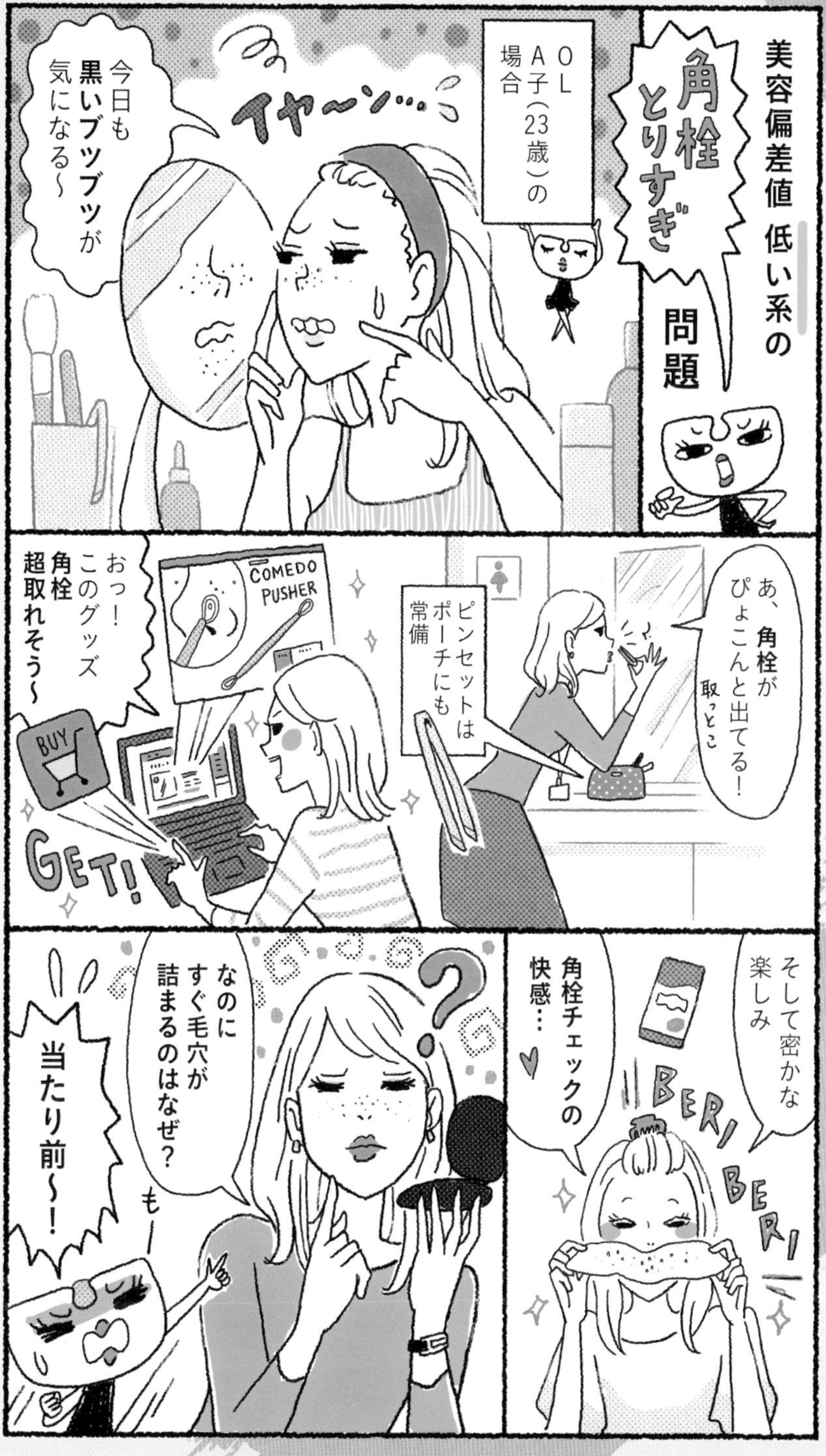
美容偏差値 低い系の
角栓とりすぎ
問題
OL A子（23歳）の場合
イヤ〜ン…
今日も黒いブツブツが気になる〜
あ、角栓がぴょこんと出てる！
取っとこ
ピンセットはポーチにも常備
おっ！このグッズ角栓超取れそう〜
COMEDO PUSHER
BUY
GET!
そして密かな楽しみ
角栓チェックの快感…
BERI
BERI
なのにすぐ毛穴が詰まるのはなぜ？
当たり前〜！
も〜

毛穴ケアの「ダメ。ゼッタイ。」2

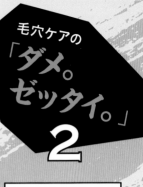

『毛穴に良さそうに思えて「害になることをする」』

摩擦による刺激は毛穴を開かせる一方

スクラブ洗顔、洗顔ブラシ、コットンパッティング。共通するのは？　実は「毛穴によくないこと」なんです。

それらが、毛穴に悪い理由は、ズバリ〝摩擦〟です。最近のスクラブや洗顔ブラシには〝毛穴より小さく、毛穴の中まで入る〟という触れ込みのものもありますが、毛穴の中をダイレクトに刺激したら、それこそ摩擦による炎症で毛穴が開いたり赤くなったり、より詰まったりしてしまいます。コットンは細かい繊維がどうしても肌をこすって傷つけるので、できる限り化粧水は手でつけるのがおすすめ。

皮膚科医が関わらないハードなピーリングエステなども、より角質肥厚を引き起こす場合があり、要注意です。

肌に摩擦を起こすNGなもの

- ✕ スクラブ洗顔料
- ✕ 洗顔ブラシ
- ✕ コットンパッティング
- ✕ ピーリングのしすぎ

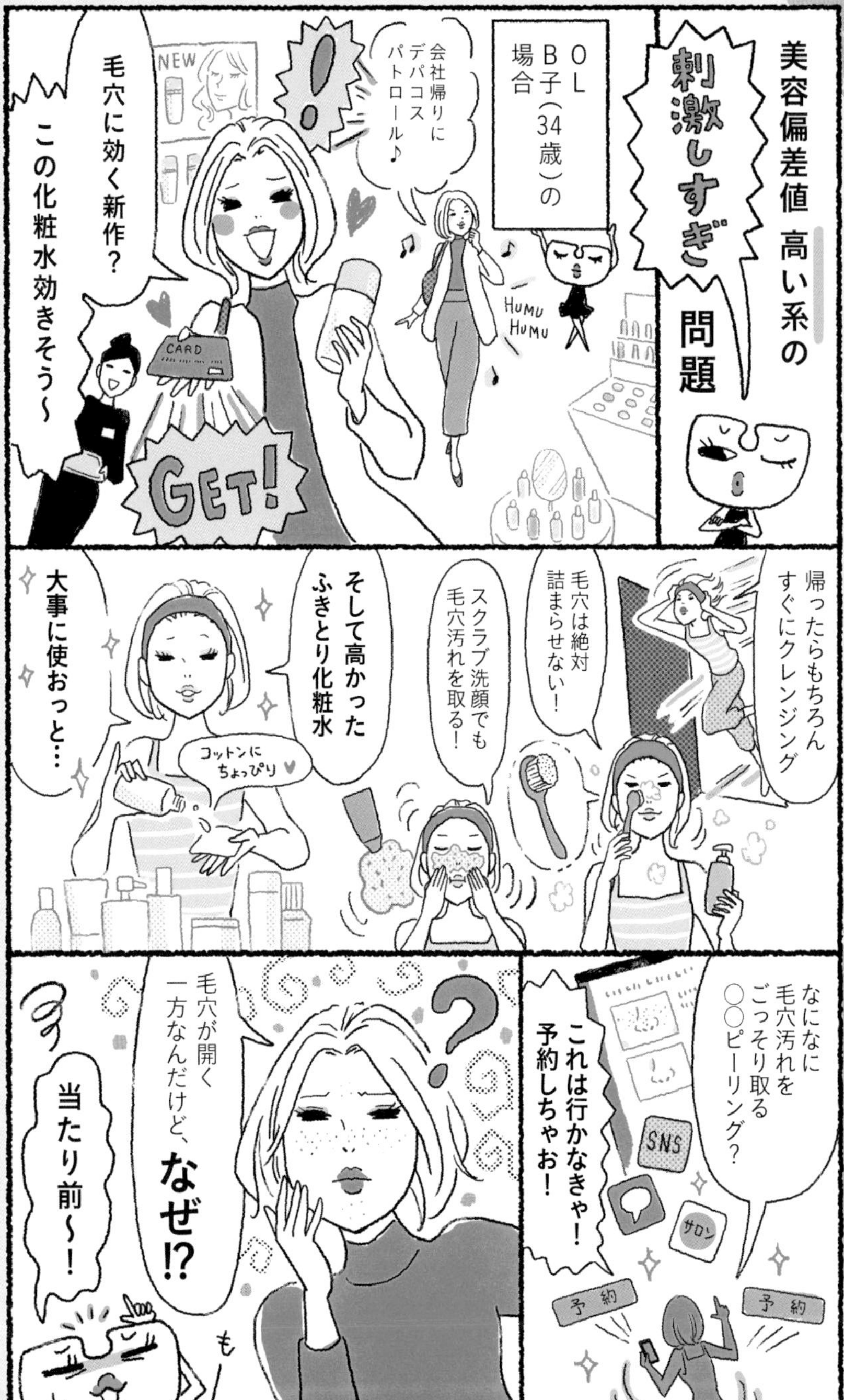
美容偏差値 高い系の
刺激しすぎ
問題
OL B子(34歳)の場合
会社帰りにデパコスパトロール♪
HUMU HUMU
NEW
毛穴に効く新作?
この化粧水効きそう~
CARD
GET!
帰ったらもちろんすぐにクレンジング
毛穴は絶対詰まらせない!
スクラブ洗顔でも毛穴汚れを取る!
そして高かったふきとり化粧水
コットンにちょっぴり
大事に使おっと…
なになに毛穴汚れをごっそり取る○○ピーリング?
SNS
サロン
これは行かなきゃ!予約しちゃお!
予約
予約
毛穴が開く一方なんだけど、
なぜ!?
当たり前~!
も

毛穴道宥の心得

一、花には水を、毛穴にはビタミンを

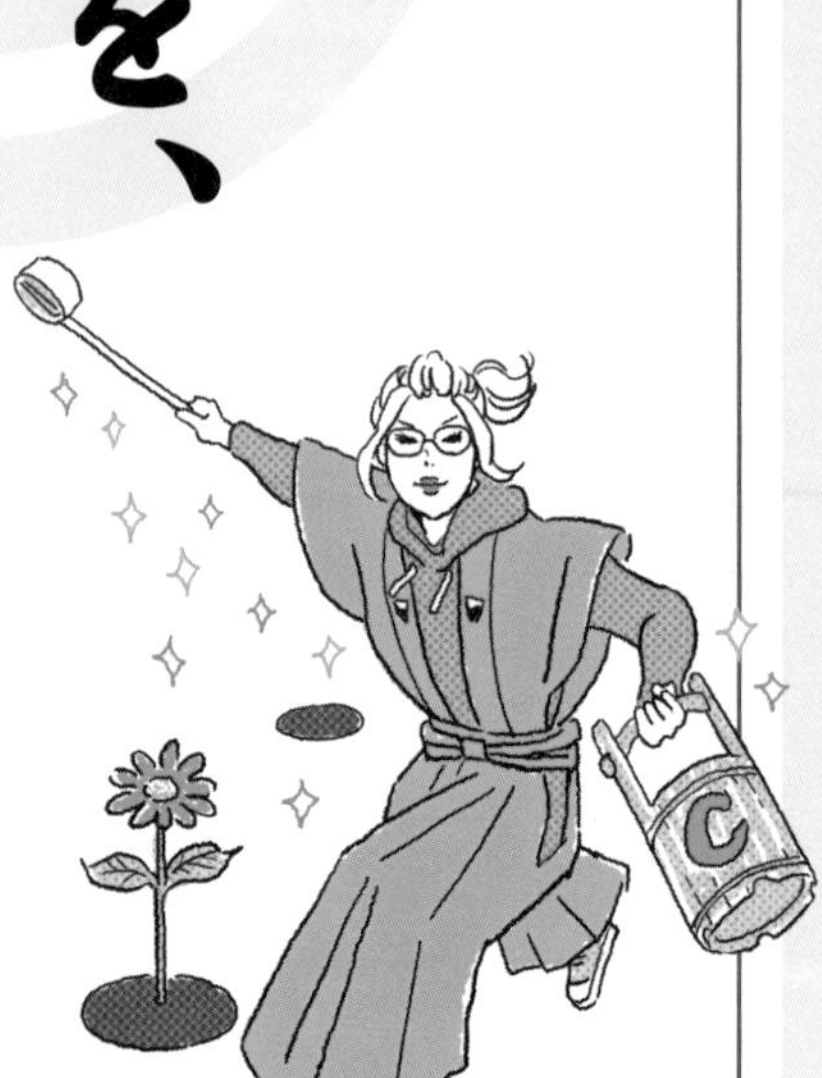

すべての毛穴に効くのはビタミン

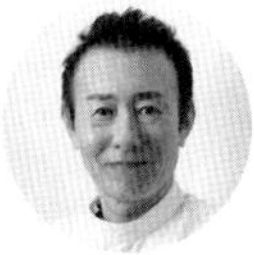

皮膚科専門医
亀山孝一郎

ここまで、3つのタイプの毛穴について詳しく解説してきましたが、その原因は非常にシンプルでした。詰まり毛穴とすり鉢毛穴の元凶になっているのは、過剰な皮脂。それに、ストレスや乾燥による角層の肥厚が組み合わされば詰まり毛穴に、皮脂が刺激物質に変化して肌を攻撃すれば、すり鉢毛穴になるというわけです。

たるみ毛穴は、皮脂や加齢、ストレスによるコラーゲン・エラスチン線維の減少や劣化が原因です。

これらすべてに効果を示す夢のような成分があります。それは「ビタミンC」です。皮脂分泌抑制作用と毛穴引き締め作用、抗炎症作用、さらには代謝促進作用をもち、3タイプの毛穴どれにも対応します。

他に、ビタミンAとB群にも皮脂分泌抑制効果があり、ビタミンAには毛穴の詰まりを抑える作用やアンチエイジング作用もあります。さらにすべてを一緒に取り入れることで相乗効果が期待できます。

中からも外からも、とにかくビタミンABC！

過剰な皮脂を抑え、皮脂による炎症や酸化を防ぐには、ビタミンCが効果を発揮します。赤く炎症を起こした毛穴にビタミンCをイオン導入すると、たちまち赤みが引いて毛穴が引き締まるほどの即効性を示します。もちろん、詰まった毛穴やすり鉢毛穴を改善するにはまた別のお手入れが必要ですが、過剰な皮脂による毛穴詰まりや炎症を起こさないために、まずビタミンCは必須です。

オイリースキンでない人の場合、皮脂を抑制するのは乾燥の元になりそうで心配に思われるかもしれません。でも、顔の毛穴の皮脂生成力はとても高く、オイリースキンでなくても皮脂は分泌されています。いくらビタミンCが効くといっても皮脂分泌をすべて抑えてしまうことはないので、安心してください。

ビタミンCには肌表面の水分を吸収する作用があるため、使うアイテムによっては塗布後に肌がつっぱる感じがすることもあります。肌の潤いが奪われたわけ

ビタミンC

毛穴はもちろん、ニキビ、赤ら顔、シミ、シワ、たるみなど、あらゆる肌悩みに効果を示す美肌のエキスパートビタミン。化粧品の成分名としては「アスコルビン酸○○○」「△△アスコルビン酸」など。

ではないので、お手入れの仕上げに保湿クリームを重ねれば問題ありません。

また、即効性ではありませんが、ビタミンCを使い続けることで真皮のコラーゲン産生が促され、ハリを高めてたるみ毛穴を目立たなくする働きもあります。

ビタミンCに加え、AとB群を一緒に取り入れると効果アップ！

ビタミンAは、肌の代謝を促して新しい細胞を作るアンチエイジング成分として知られ、使い続けることでたるみ毛穴に効果を示します。ビタミンB群は一般的に「補酵素」と呼ばれ、肌のさまざまな活動をサポートすべく働きます。

ビタミンAとB群もそれぞれ、ビタミンCがもつ皮脂分泌抑制作用、抗炎症作用、代謝促進作用を併せもっています。3つを一緒に肌に塗ることでビタミンCのパワーが大幅にアップし、代謝が上がり、肌の免疫力を維持しつつも過剰な免疫反応（＝敏感肌）や皮脂分泌は抑えられるという、理想的な状態になります。

さらに、毛穴周辺のコラーゲンの合成も促されるので、加齢や皮脂ダメージによるたるみ毛穴にも効果的なのです。

まだまだあります。皮脂の分泌を抑えるということは、炎症による毛穴の赤み

ビタミンA

細胞のエネルギー代謝を高め、新しい細胞をどんどん生み出す働きが有名。その他、ビタミンCと同様の作用をもち、相乗効果を発揮する。化粧品の成分名としては「レチノール」「レチナール」「レチノイン酸」。

ビタミンB群

ビタミンCと同様の働きをもつほか、さまざまな肌の機能の調整役になる。ビタミンCと一緒に配合することでパワーアップ。化粧品の成分名は「ナイアシンアミド」「シアノコバラミン」「ピリドキシン」などさまざま。

や、ニキビを防ぐのにも有効です。私のクリニックではこのビタミンA・B・Cのブレンドを〝カクテルビタミン〟と呼び、肌に導入する施術を行っていますが、一度で赤みが引く即効性にはみなさん驚かれます。

ビタミンCのサポート役としても有能なグルタチオン

もうひとつ、ビタミンA・B・Cをサポートする有効な成分をご紹介しましょう。「グルタチオン」という、アミノ酸が3つつながったタンパク質です。

ビタミンA・B・Cと同様、もともと人間の肌にも存在する物質ですが、肌に塗布すると美白、赤み低下、毛穴縮小などの効果を発揮します。さらにグルタチオンのすごいところは、働きを終えて酸化したビタミンCをまた元の状態に戻してくれる（還元《かんげん》）働きがあること。グルタチオン自体も酸化しますが、ビタミンB

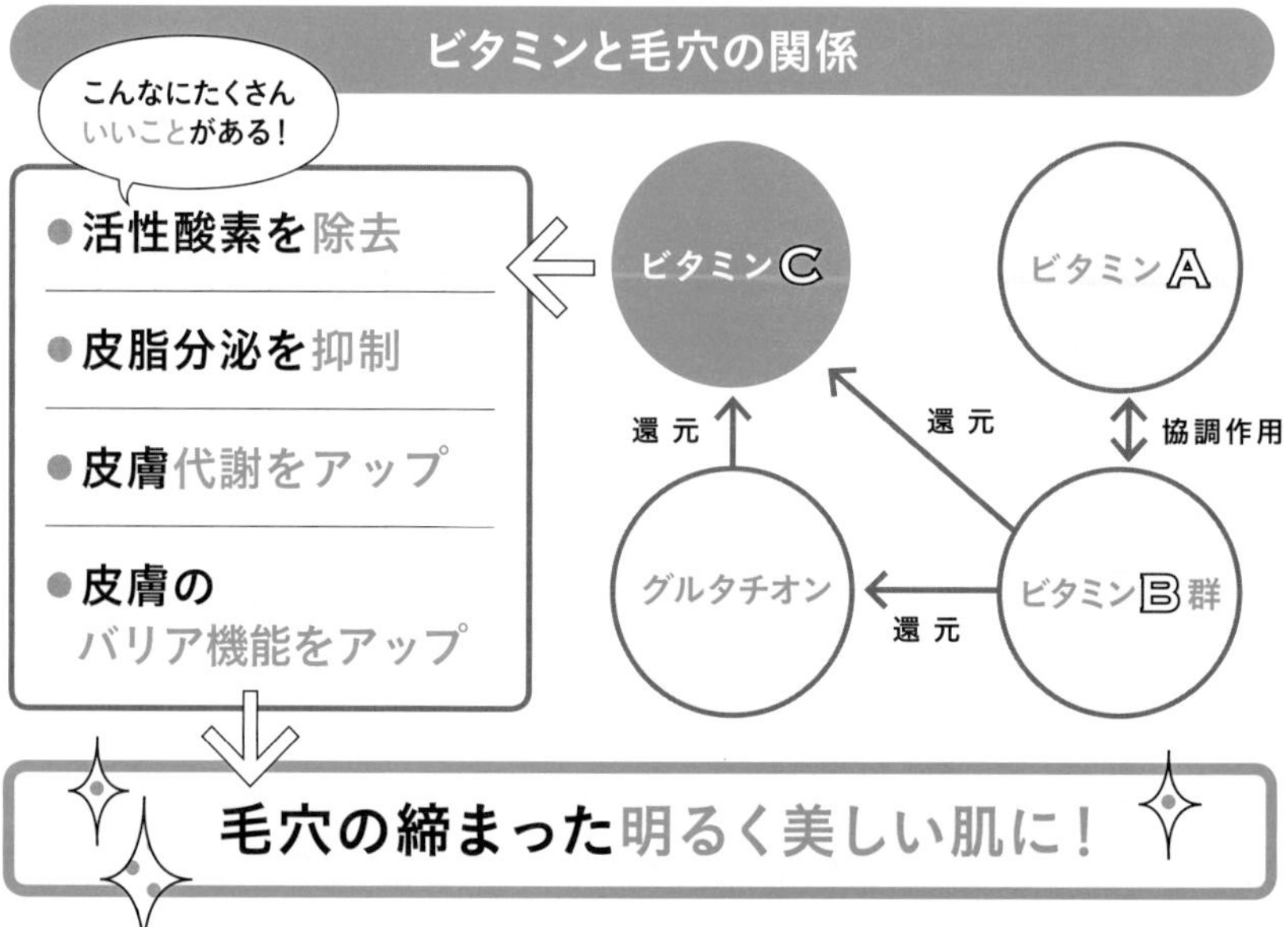

群からなる物質に、グルタチオンを還元する作用があります。

つまり、ビタミンA・B・C+グルタチオンという組み合わせは、すべての毛穴に効果を示す最強美肌チームなのです。

ビタミンやグルタチオンは、塗るだけでなくサプリメントなどでとるのも効果的です。ただし、内側からとった栄養素は生命維持に重要な臓器から順に使われていき、肌に届くのはごくわずか。スキンケアで取り入れたり、ときにはエステで導入することがおすすめです。ビタミンAは体に蓄積されやすい油溶性なので、サプリメントでとるよりも、ビタミンA配合のスキンケア化粧品で取り入れるようにしましょう。

グルタチオンは特有の匂いがあり、市販の化粧品では微量しか配合されていません。サプリメントは日本では医薬品扱いで、ニキビ治療に使う際も保険適用外となります。私のクリニックでは、自費診療の外用剤として処方したり（P126）、エステの施術で使用したり（P86）しています。保険診療では、グルタチオンと同等の作用をもつL-システインを成分とする「ハイチオール」を代わりに処方しています。

悩める毛穴さん達が
試しました！

1ヵ月の
実験結果を公開！
写真修正
一切なし！

ビタミン
VITAMIN × SKINCARE
スキンケアで、肌はこんなに変わる！

私がコスメを
選びました！

「毛穴状態や肌質に合わせて スキンケアアイテムをチョイス」

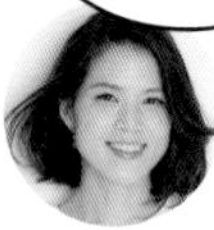

エディター
大塚真里

実は私自身が、20代のころ、詰まり毛穴やニキビに何年も悩まされていました。仕事で皮膚科医や化粧品メーカーの研究者へ取材を重ねる中で、ビタミンCをスキンケアで取り入れることの有効性、お手入れで与える何気ない摩擦や刺激が炎症の原因になっていることを知ります。それらを踏まえて自分自身のスキンケアを見直したところ、頑固なニキビがみるみる改善し、毛穴も引き締まってきたのです。

Cはもちろん AやB群などのビタミンが配合されたコスメを取り入れることと、優しい指使いで洗い、化粧水や美容液をケチらずたっぷり与えることで、毛穴や赤み、ニキビなどのトラブルは改善できます。

それを証明しているのが、P68から始まる、毛穴に悩む女性8人のスキンケアお試しレポート。私が過去に試してきた膨大なスキンケアコスメから、毛穴の状態や肌質に合わせてアイテムをセレクト。1カ月お試し、ビフォーアフターを撮影しました。

ここでひとつ、お伝えしておきたいのですが、スキンケアには薬と違って即効性がありません。汚れを取り、皮脂を抑え、保湿して毛穴にいい環境を作ることはすぐにできますが、毛穴やニキビに変化が現れ始めるまでに2週間〜1ヵ月はかかります。そこから肌が本当に整っていくまでには、さらに時間がかかると思ってください。ダイエットにおける〝バランスのいい食事〟や〝日々の運動〟と同じような感覚です。

P68〜の1ヵ月後の肌写真は、あくまで「途中経過」。彼女たちの「毛穴道」は、これからも続いていきます。

「どんな毛穴にも効くから、ビタミン剤は毎日とって」

私がビタミン剤を処方しました

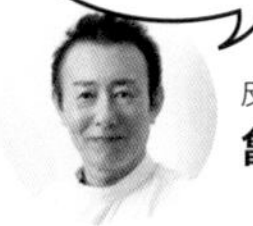

皮膚科専門医
亀山孝一郎

P68～75で登場する女性8人には、スキンケアと併せて、ビタミン剤の内服も続けてもらいました。私のクリニックで主に処方しているのは、多くとっても体に蓄積することのない、水溶性のビタミンCとビタミンB群。体のさまざまな働きをサポートするビタミンB群は、多種類をバランスよくとることで効果が高まります（下にご紹介しているビオチンはビタミンB7とも呼ばれ、ビタミンB群の一種です）。

さらに、日本では保険診療で処方できない「グルタチオン」（詳しくはP64～）の代替品として、L-システインも処方しました。ビタミンCの働きをサポートしてくれる、美肌のために欠かせない栄養素です。

食事でのビタミン摂取を意識することはもちろん大切ですが、栄養素は体内でまず生命維持のために使われ、肌に届くのは最後といわれます。ストレスの多い環境に身を置いていると、ビタミン類は肌に行く前にどんどん消費されてしまいます。ビタミン剤で補うことで、肌の皮脂分泌を抑え、活性酸素を消去し、代謝を促して毛穴やニキビ、赤ら顔のケアができます。

さらに、ビタミン類には代謝を上げて皮脂分泌を抑制し、サーチュインという若返り遺伝子を活性化させる「AMPK」という酵素を増加させる働きがあります。また、軽度のうつを改善させる効果も。ストレス社会に、ビタミン剤の内服は欠かせません。

CHECK!

処方箋なしで買えるビタミンもあります

皮膚科を受診するのが難しい場合、写真のような市販のビタミンサプリメントを飲むのでもかまいません。ただし、あまり安価なものは栄養素の含有量が少ない場合があるので要注意。

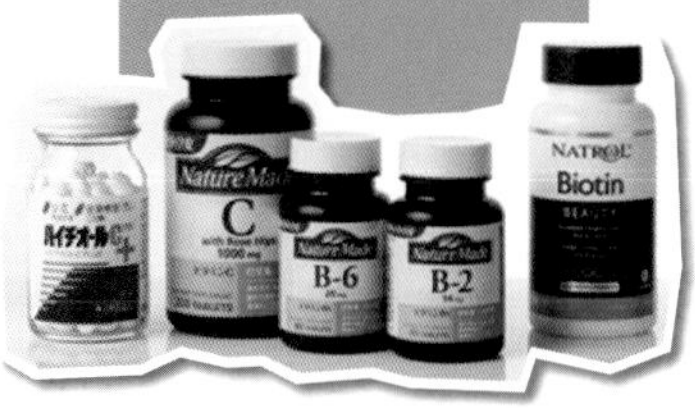

コスメと併せてビタミン剤などの内服も

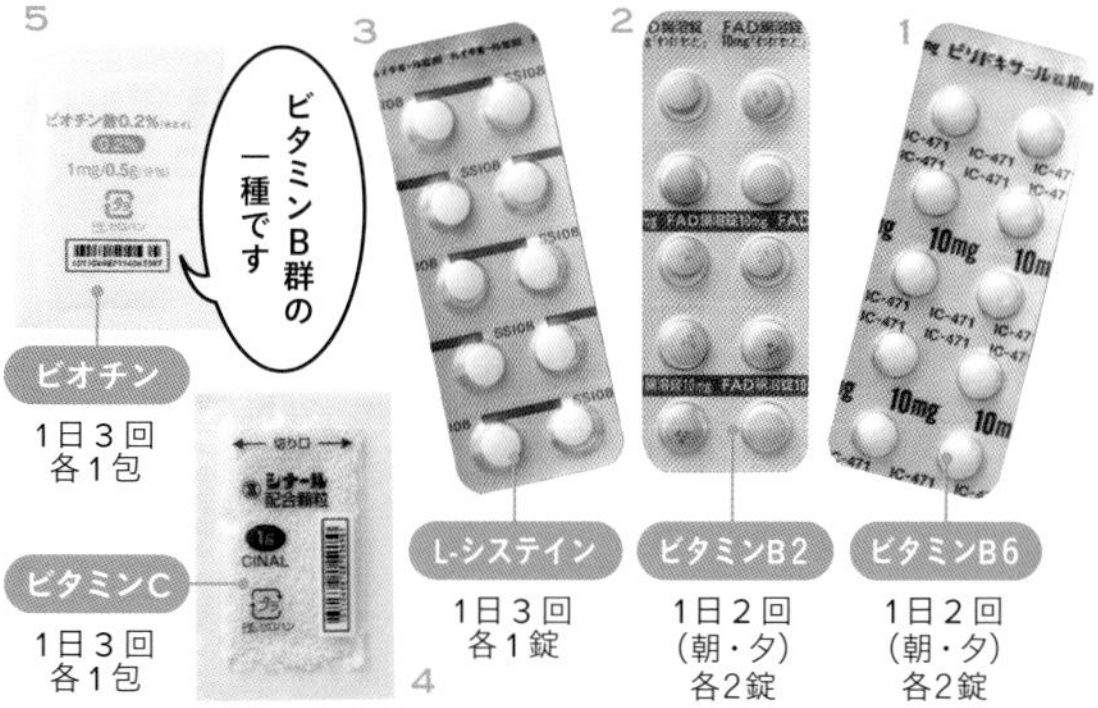

今回の1ヵ月実験に参加した方々が毎日内服した各種ビタミン剤がこちら。これらのビタミン剤は、皮膚に症状がある場合に、保険適用で皮膚科で処方してもらえるものです。（＊病院によって異なります）　青山ヒフ科クリニックの場合、写真のビタミン剤1ヵ月分で本人負担は¥2000前後（初診・平日午前受付の場合）。＊夜間・休日は値段が異なります

1ピリドキサール錠 10mg　**2**FAD腸溶錠「わかもと」10mg　**3**ハイチオール錠80 80mg　**4**シナール配合顆粒 1g　**5**ビオチン散 0.2% 1mg/0.5g含有

TYPE 1

敏感系 混合肌×詰まり毛穴

角栓が小さく！赤みも消えて全体的に美肌に

Aさん（29歳）

ニキビに悩み、今までもいろいろなコスメやエステを試していたAさん。もともと刺激に弱い肌のため、やりすぎで炎症による赤みが発生。毛穴は、Tゾーンの詰まりが気になる状態でした。「今回試した『TSUDA COSMETICS』のコスメはどれも軽い使用感で、赤みがなくなり、肌が潤って毛穴が目立たなくなりました。洗顔料とマスクの効果で角栓も小さく！」（Aさん）

詰まった毛穴と小鼻～頬の赤みで透明感のない肌に

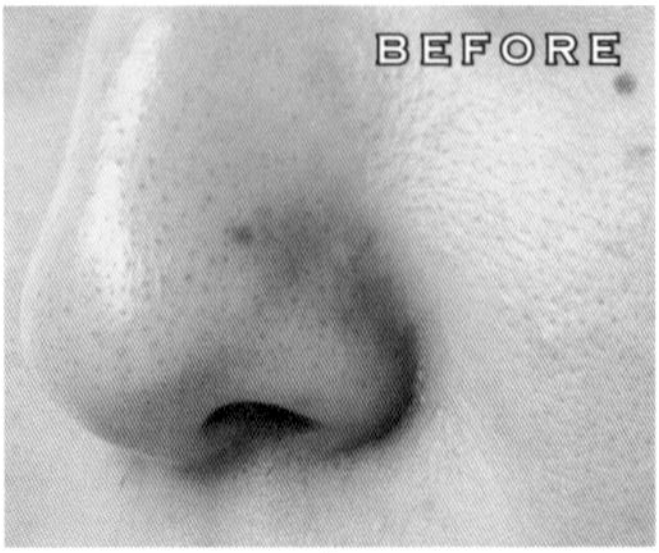

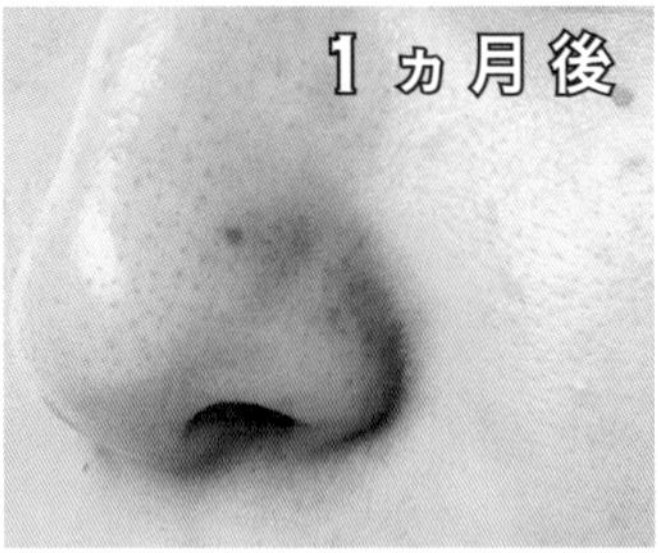

詰まりの凹凸が目立たなく！肌に透明感が

大塚'sコスメ処方箋

ブースター

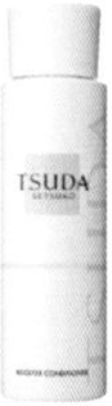

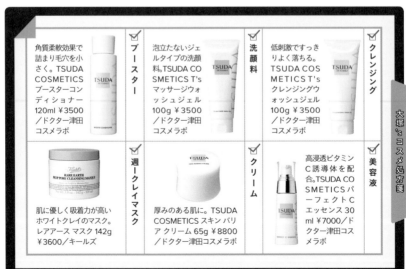

角質柔軟効果で詰まり毛穴を小さく。TSUDA COSMETICS ブースターコンディショナー 120ml ¥3500／ドクター津田コスメラボ

洗顔料

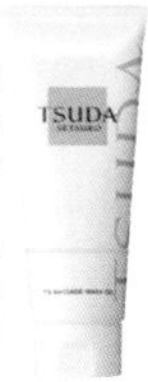

泡立たないジェルタイプの洗顔料。TSUDA COSMETICS T's マッサージウォッシュジェル 100g ¥3500／ドクター津田コスメラボ

クレンジング

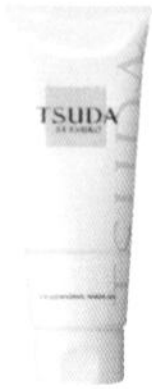

低刺激ですっきりよく落ちる。TSUDA COSMETICS T's クレンジングウォッシュジェル 100g ¥3500／ドクター津田コスメラボ

週一クレイマスク

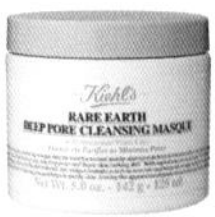

肌に優しく吸着力が高いホワイトクレイのマスク。レアアース マスク 142g ¥3600／キールズ

クリーム

厚みのある肌に。TSUDA COSMETICS スキン バリア クリーム 65g ¥8800／ドクター津田コスメラボ

美容液

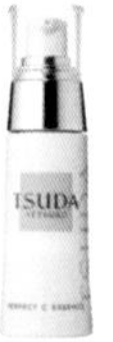

高浸透ビタミンC誘導体を配合。TSUDA COSMETICS パーフェクトC エッセンス 30ml ¥7000／ドクター津田コスメラボ

※「ブースター」とは、洗顔後すぐに使って次のお手入れのなじみを良くするアイテムです。

TYPE 2

乾燥寄り

混合肌×詰まり毛穴

黒詰まり毛穴が小さくなった！これからに期待

Bさん（29歳）

本来キメが細かいのに、鼻の毛穴だけが黒くポツポツ……。そんなBさんは、温かくなるクレンジング料や角質ケア洗顔料、クレイマスクなど、毛穴の汚れ対策アイテムをお試し。ビタミンC10%の化粧液も取り入れました。「2週間目あたりから、黒ずみが小さくなってきました。今まで使っていた汚れ取り美顔器より効果大！ 肌に優しいのもうれしいです」（Bさん）

色白な肌に毛穴のポツポツした黒ずみが目立つ……

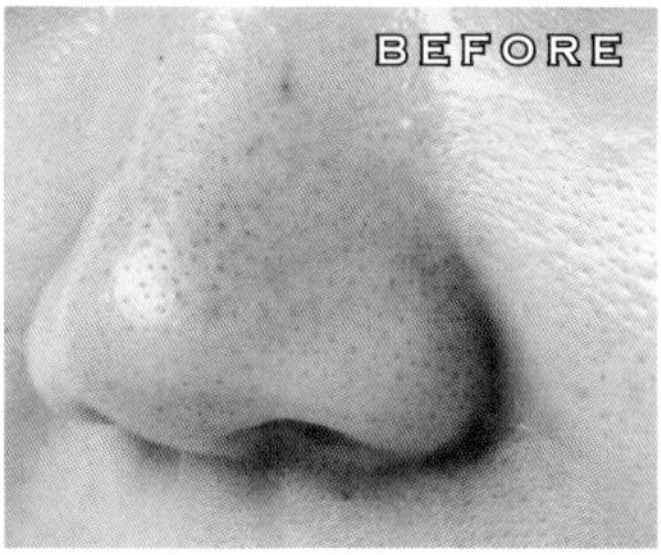

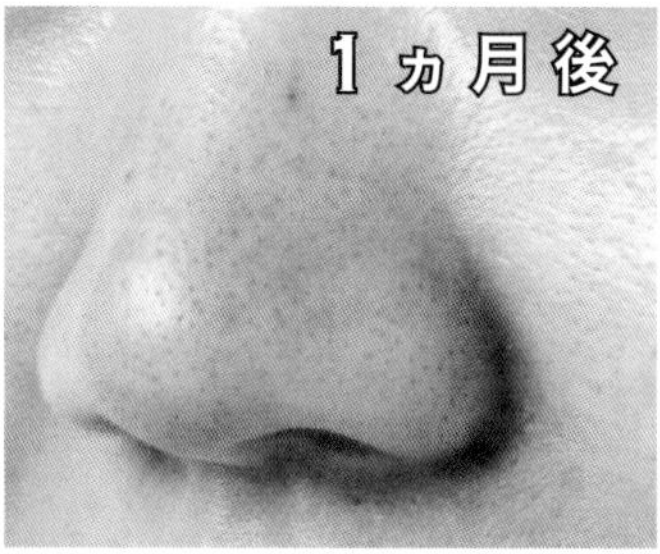

黒ずみが〝点〟レベルになり感激！

大塚'sコスメ処方箋

ブースター
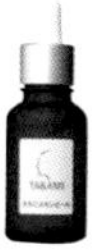
角質ケア成分が入った、水のようにサラサラの美容液。肌の代謝を整える。タカミスキンピール 30ml ￥4800／タカミ

洗顔料
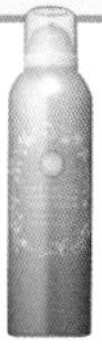
重曹やAHAを配合し、古い角質や毛穴の汚れを柔軟にしてオフ。サンタマルシェ クリーミームース 220g ￥1500／クレア

クレンジング
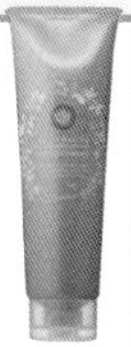
温感ジェルで角栓を柔らかくして取れやすく。サンタマルシェ ホットジェルクレンジング 200g ￥1500／クレア

週一クレイマスク
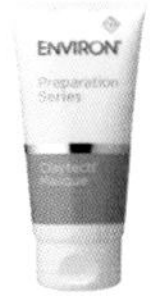

毛穴の汚れを吸着。保湿効果もある。エンビロン クレイテックマスク 150ml ￥9000／プロティア・ジャパン

クリーム
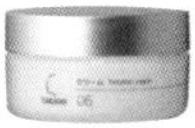
3種のビタミンCや保湿成分を配合。潤いを閉じ込めてバリア機能を守る。タカミクリーム 28g ￥4000／タカミ

化粧水
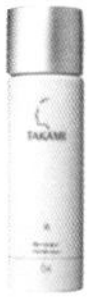
とろりとしたテクスチャーで、乾燥した肌もふっくら、みずみずしく。タカミローションⅡ 120ml ￥3800／タカミ

化粧液
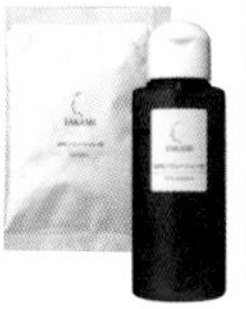
ビタミンCを肌に届ける化粧液。化粧水の前に。APSソリューション10 化粧液80ml＋APS粉末10g ￥7400／タカミ

TYPE 3

混合肌×詰まり毛穴＋ニキビ

ビタミンCの重ね使いで肌状態が安定

Cさん（22歳）

混合肌とニキビに悩まされ、あらゆるコスメを試してきたというCさんは、ビタミンCを補う「エトヴォス」のシンプルなスキンケアラインをお試し。「今までは肌をいじりすぎていたのかも。シンプルステップでもすごく潤うし、スタート時にできていたニキビが痕にならず治って感激！ 頬の毛穴も目立たなくなり、やりすぎはよくないと実感しました」（Cさん）

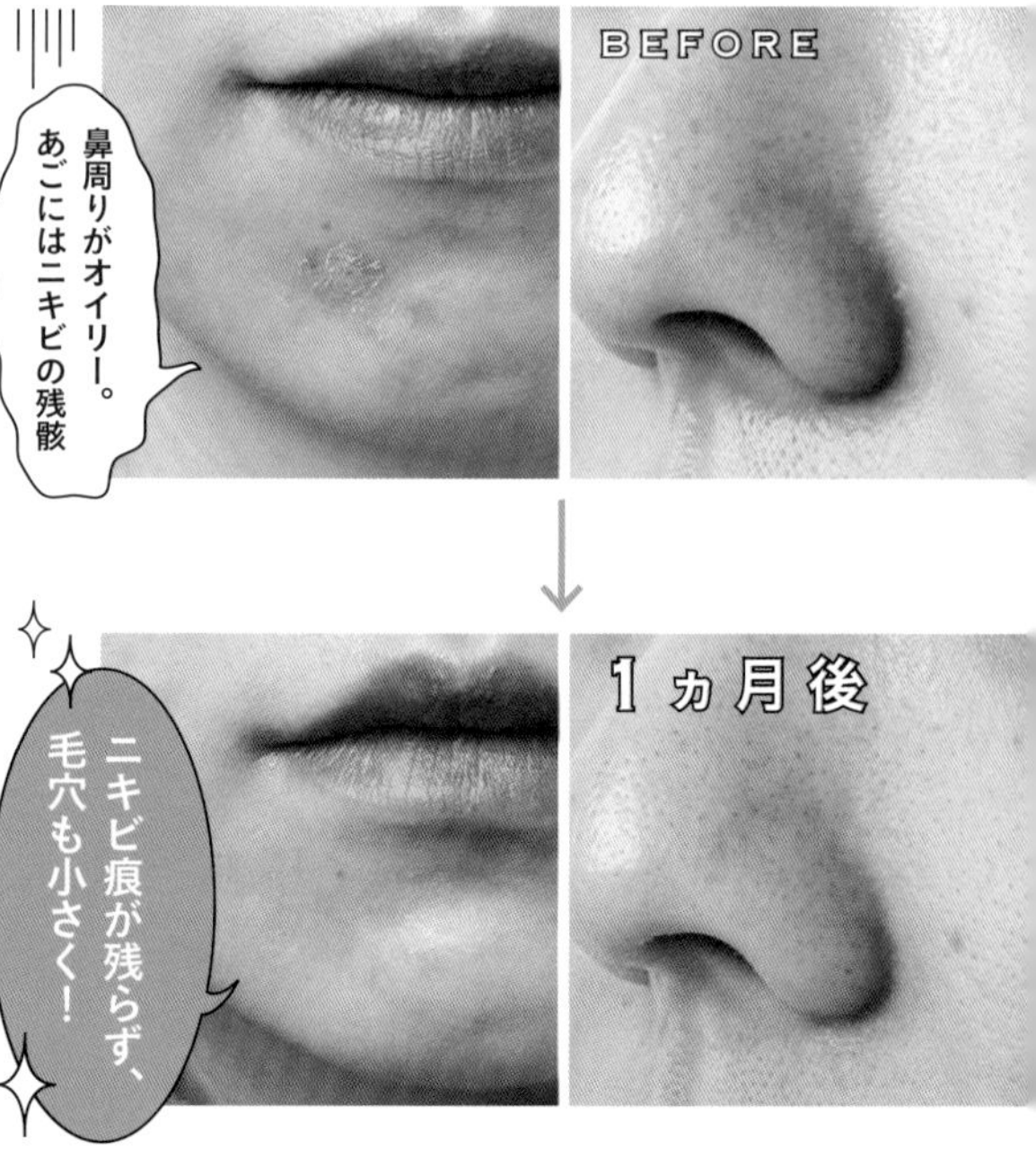

大塚'sコスメ処方箋

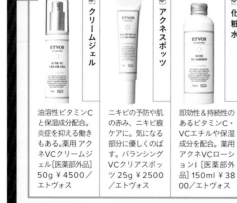

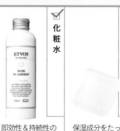

クリームジェル

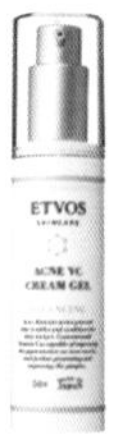

油溶性ビタミンCと保湿成分配合。炎症を抑える働きもある。薬用 アクネVCクリームジェル［医薬部外品］50g ￥4500／エトヴォス

アクネスポッツ

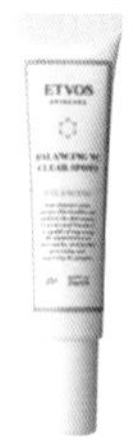

ニキビの予防や肌の赤み、ニキビ痕ケアに。気になる部分に優しくのばす。バランシングVCクリアスポッツ 25g ￥2500／エトヴォス

化粧水

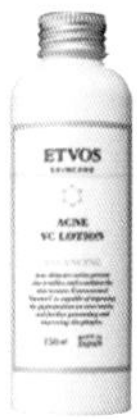

即効性＆持続性のあるビタミンC・VCエチルや保湿成分を配合。薬用 アクネVCローションI［医薬部外品］150ml ￥3800／エトヴォス

洗顔料

保湿成分をたっぷりと含んだ枠練り石けん。汚れをしっかり落とすのにつっぱらない。クリアソープバー 80g ￥2000／エトヴォス

クレンジング

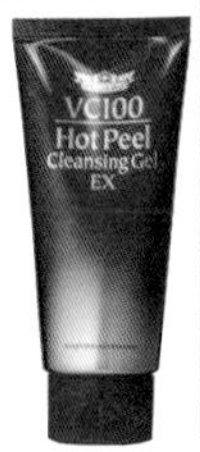

メイクも肌の汚れも1ステップでオフ。角栓ケアも。VC100ホットピールクレンジングゲルEX 150g ￥2760／ドクターシーラボ

TYPE 4

乾燥肌×ややつまり&すり鉢毛穴

乾燥 肌 × （やや）詰まり&すり鉢 毛穴

角栓プッシュをやめたら毛穴が小さくなった！

Dさん（29歳）

鼻の黒詰まり毛穴と小さめのすり鉢毛穴が気になっていたDさん。1ヵ月後には詰まりが減り、すり鉢毛穴も目立たなく！ 軽症の毛穴悩みはスキンケアで改善できるという、希望のもてるサンプルになってくれました。「使い始めて2週間くらいで変化を感じました。鼻の黒ずみがなくなってきたので、角栓プッシュをやめたら毛穴がより小さくなりました。肌全体も明るくなった感じでうれしい！」（Dさん）

黒いポツポツが悩みのタネ。開いた毛穴も気になります

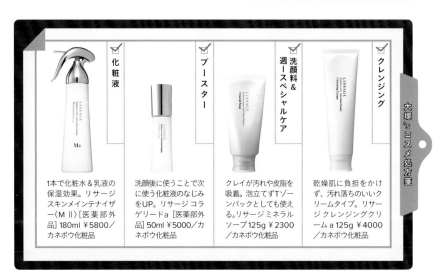

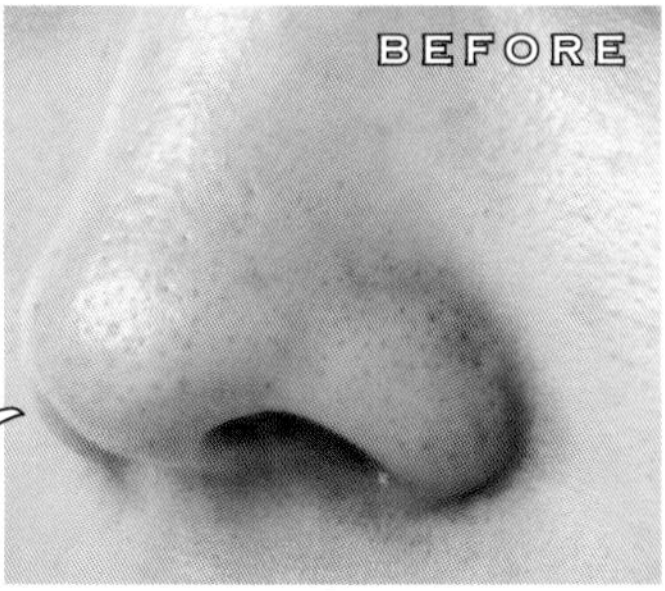

↓

黒ずみが激減！ 毛穴が引き締まり〝美肌な人〟に！

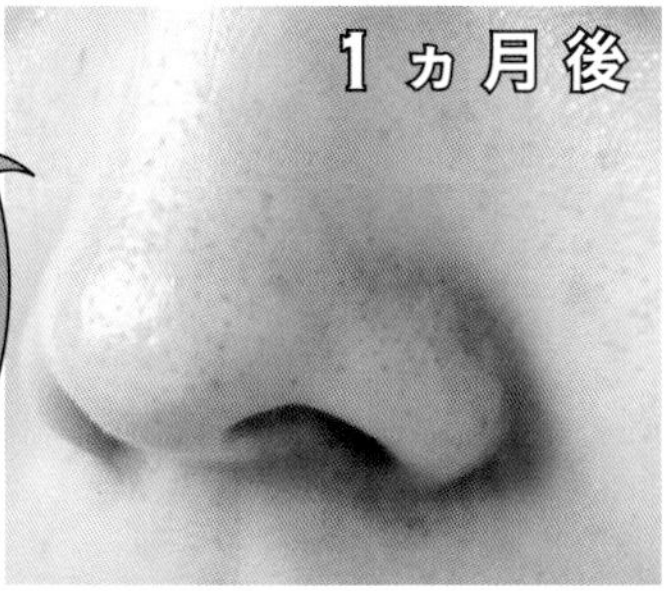

大塚'sコスメ処方箋

化粧液

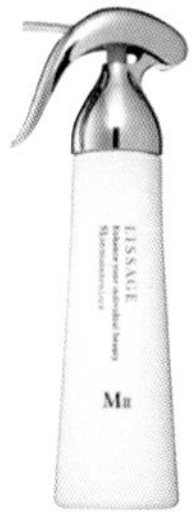

1本で化粧水＆乳液の保湿効果。リサージ スキンメインテナイザー〈M Ⅱ〉［医薬部外品］180ml ￥5800／カネボウ化粧品

ブースター

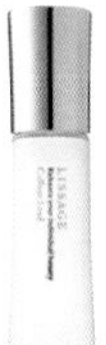

洗顔後に使うことで次に使う化粧液のなじみをUP。リサージ コラゲリードa［医薬部外品］50ml ￥5000／カネボウ化粧品

洗顔料＆週ースペシャルケア

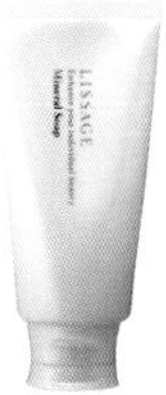

クレイが汚れや皮脂を吸着。泡立てずTゾーンパックとしても使える。リサージ ミネラルソープ 125g ￥2300／カネボウ化粧品

クレンジング

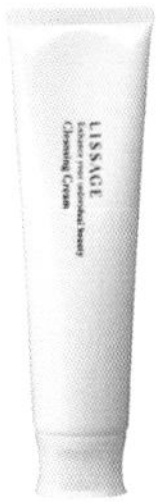

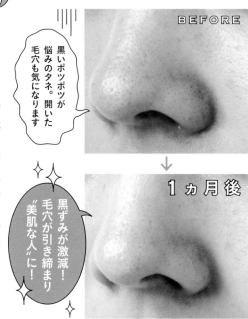

乾燥肌に負担をかけず、汚れ落ちのいいクリームタイプ。リサージ クレンジングクリーム a 125g ￥4000／カネボウ化粧品

TYPE 5

乾燥肌 × 詰まり&すり鉢&(やや)たるみ毛穴

詰まり&たるみ毛穴が改善! すり鉢は課題

Eさん(29歳)

毛穴の黒ずみに悩み、以前から酵素洗顔やエステ、ビタミン剤の内服も続けていたというEさん。「たるみ毛穴に『ドクターケイ』に配合されたカクテルビタミンが効いたと思います。『イプサ』のクレイも効果を感じ、黒ずみ毛穴が半分くらいに減りました! ただし鼻の頭のすり鉢毛穴だけが変化なし。根気よくお手入れを続けつつ、美容医療を取り入れることも検討したいです」(Eさん)

小鼻の黒ずみ、頬のたるみ、鼻の頭にはすり鉢毛穴も出現

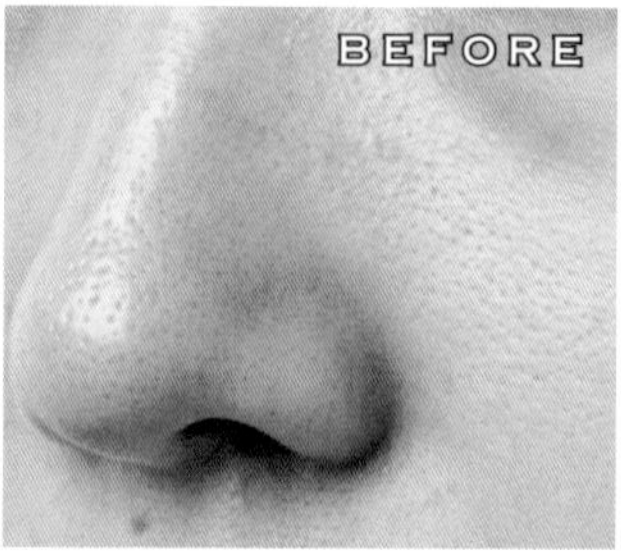

↓

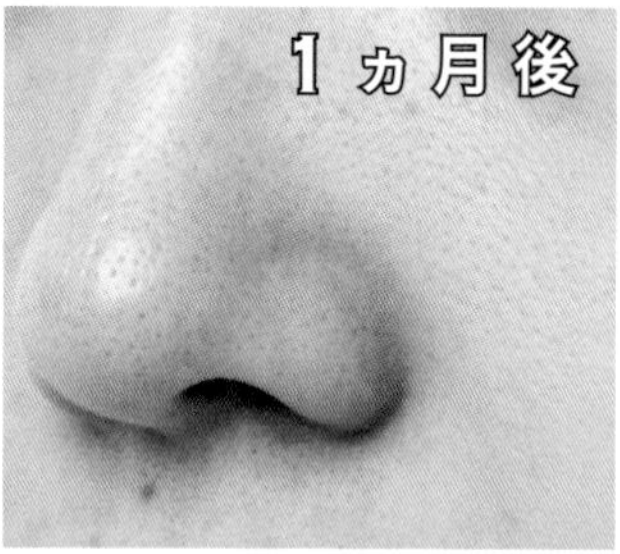

小鼻がきれいにたるみ毛穴も小さくなった!

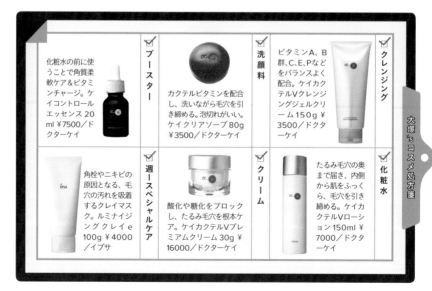

大塚's コスメ処方箋

ブースター

化粧水の前に使うことで角質柔軟ケア&ビタミンチャージ。ケイコントロールエッセンス 20ml ¥7500/ドクターケイ

洗顔料

カクテルビタミンを配合し、洗いながら毛穴を引き締める。泡切れがいい。ケイクリアソープ 80g ¥3500/ドクターケイ

クレンジング

ビタミンA、B群、C、E、Pなどをバランスよく配合。ケイカクテルVクレンジングジェルクリーム 150g ¥3500/ドクターケイ

週一スペシャルケア

角栓やニキビの原因となる、毛穴の汚れを吸着するクレイマスク。ルミナイジング クレイ e 100g ¥4000/イプサ

クリーム

酸化や糖化をブロックし、たるみ毛穴を根本ケア。ケイカクテルVプレミアムクリーム 30g ¥16000/ドクターケイ

化粧水

たるみ毛穴の奥まで届き、内側から肌をふっくら、毛穴を引き締める。ケイカクテルVローション 150ml ¥7000/ドクターケイ

TYPE 6

敏感系 オイリー肌 × やや 詰まり&たるみ毛穴

ビタミンCが効いた！肌がなめらかに！

Fさん（28歳）

皮脂が出やすく、皮脂で赤みなど炎症を起こしてしまうこともあるというFさん。油分よりも水分、ビタミンCやEをたっぷり与えるお手入れを中心にケアしました。「ビタミンCの化粧水やパックで皮脂の分泌が抑えられたせいか、お風呂に入ると出てくる角栓が少なくなった気がします。たるんで凸凹していた頬の毛穴も少し引き締まりました！」（Fさん）

鼻全体の毛穴に詰まりが。頬にはたるみ毛穴も出現

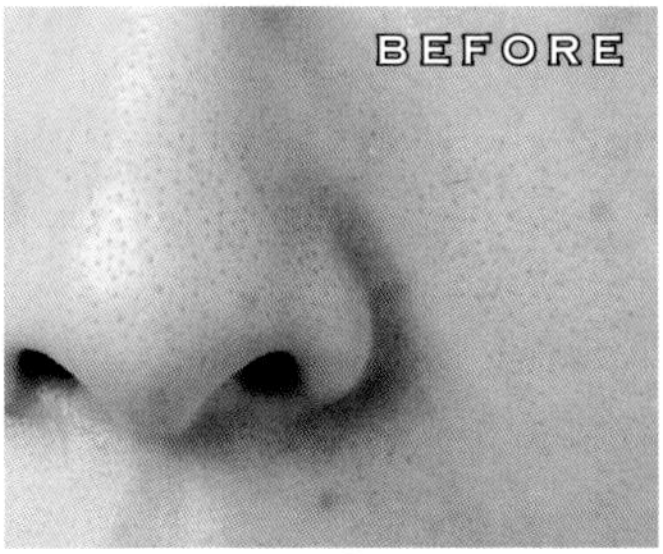

↓

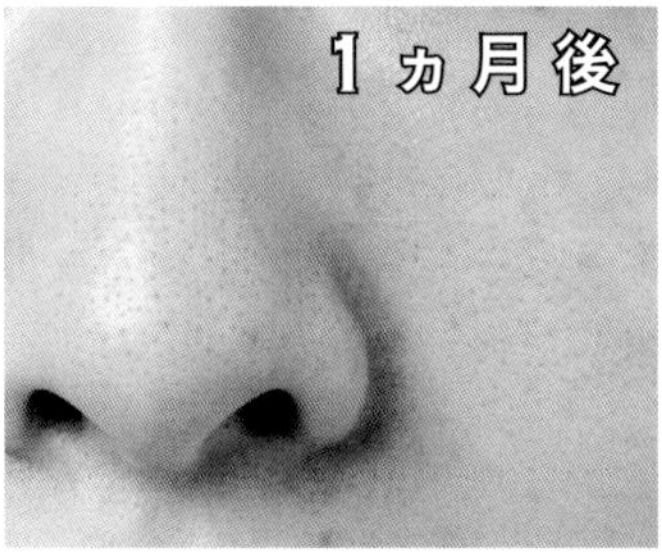

まだ毛穴は気になるものの、全体的になめらかに

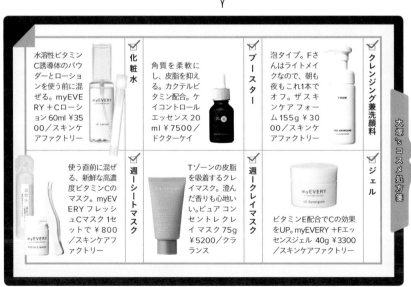

大塚's コスメ処方箋

水溶性ビタミンC誘導体のパウダーとローションを使う前に混ぜる。myEVERY ＋Cローション 60ml ¥3500／スキンケアファクトリー 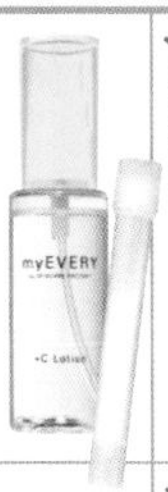	化粧水	角質を柔軟にし、皮脂を抑える。カクテルビタミン配合。ケイコントロールエッセンス 20ml ¥7500／ドクターケイ 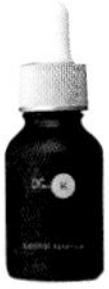	ブースター	泡タイプ。Fさんはライトメイクなので、朝も夜もこれ1本でオフ。ザ スキンケア フォーム 155g ¥3000／スキンケアファクトリー 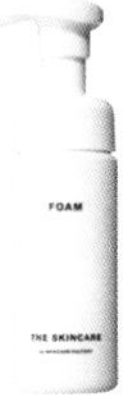	クレンジング兼洗顔料
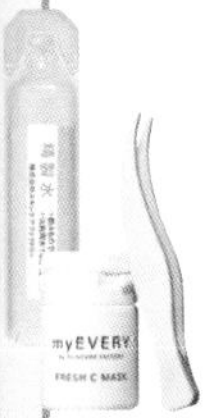 使う直前に混ぜる、新鮮な高濃度ビタミンCのマスク。myEVERY フレッシュCマスク 1セットで ¥800／スキンケアファクトリー	週一シートマスク	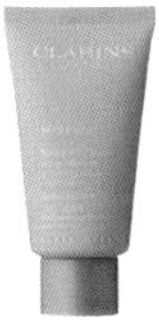 Tゾーンの皮脂を吸着するクレイマスク。澄んだ香りも心地いい。ピュア コンセントレ クレイ マスク 75g ¥5200／クラランス	週一クレイマスク	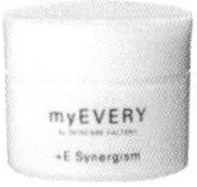 ビタミンE配合でCの効果をUP。myEVERY ＋Eエッセンスジェル 40g ¥3300／スキンケアファクトリー	ジェル

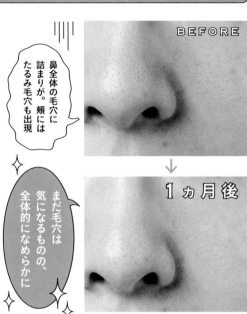

TYPE 7

オイリー肌 × すり鉢&詰まり&たるみ毛穴 ＋ クレーター

洗顔料と高濃度ビタミンCの効果を実感！

Gさん（39歳）

オイリーニキビ肌で、学生時代に角栓を押し出していたら頬にクレーターができてしまったGさん。他にも鼻の詰まり毛穴や頬のたるみ毛穴、あごのニキビ痕も気になっていました。「『アクセーヌ』の洗顔料で角栓がニュルニュル取れてびっくり。クリームを使わない保湿ケアは、オイリーな私の肌に合っていました！『オバジ』でニキビ痕も解消！」（G さん）

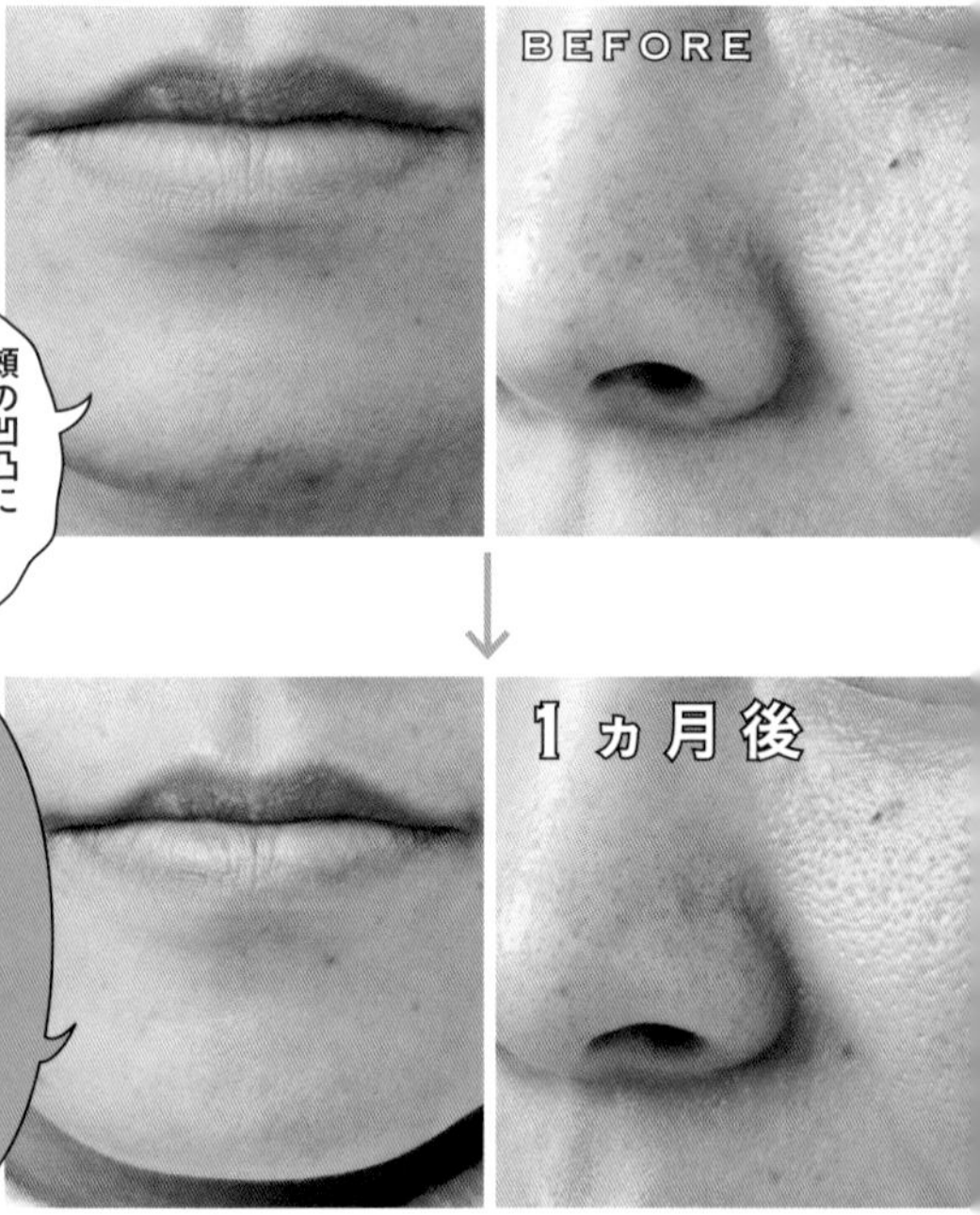

頬の凹凸にニキビ痕と、悩みがいっぱい

黒ずみとニキビ痕が目立たなくなった！

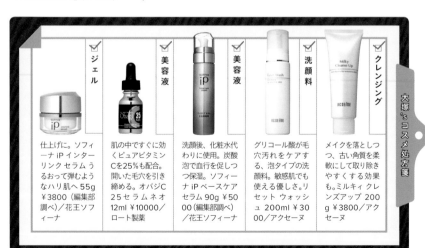

大塚'sコスメ処方箋

ジェル

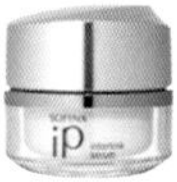

仕上げに。ソフィーナ iP インターリンク セラム うるおって弾むようなハリ肌へ 55g ¥3800（編集部調べ）／花王ソフィーナ

美容液

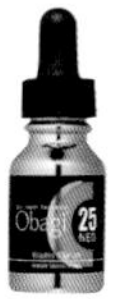

肌の中ですぐに効くピュアビタミンCを25%も配合。開いた毛穴を引き締める。オバジC25セラム ネオ 12ml ¥10000／ロート製薬

美容液

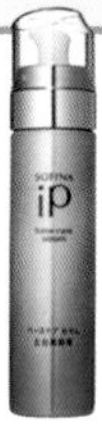

洗顔後、化粧水代わりに使用。炭酸泡で血行を促しつつ保湿。ソフィーナ iP ベースケア セラム 90g ¥5000（編集部調べ）／花王ソフィーナ

洗顔料

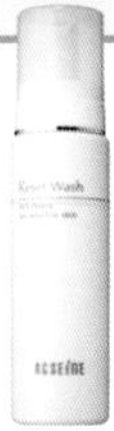

グリコール酸が毛穴汚れをケアする、泡タイプの洗顔料。敏感肌でも使える優しさ。リセット ウォッシュ 200ml ¥3000／アクセーヌ

クレンジング

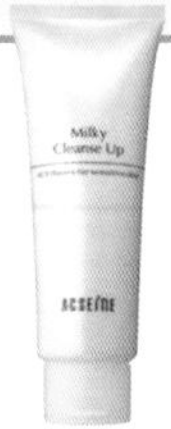

メイクを落としつつ、古い角質を柔軟にして取り除きやすくする効果も。ミルキィ クレンズアップ 200g ¥3800／アクセーヌ

TYPE 8

オイリー肌×詰まり毛穴

詰まりも赤みも軽減！皮脂が出にくくなった

Hさん（28歳）

オイリー肌と詰まり毛穴に悩まされ、頬にまで角栓が。生理前ニキビにも悩まされていたHさんですが、「ノブ」の大人ニキビ・皮脂対策ラインを使って見事に改善！「アイテムを替え、肌をゴシゴシこすらないように頑張ったところ、角栓が徐々になくなって赤みも減りました！ 洗顔前に使う『エンビロン』のオイルもよかった。肌が柔らかくツルツルになりました」（Hさん）

オイリーな肌に
角栓がびっしり。
毛穴の赤みも

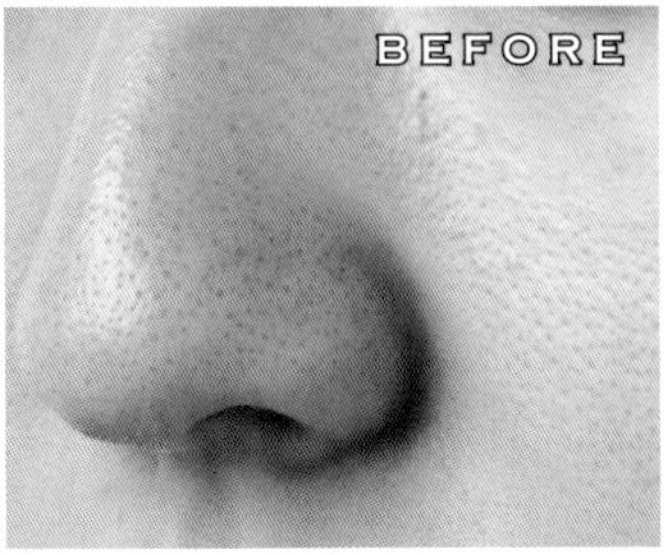

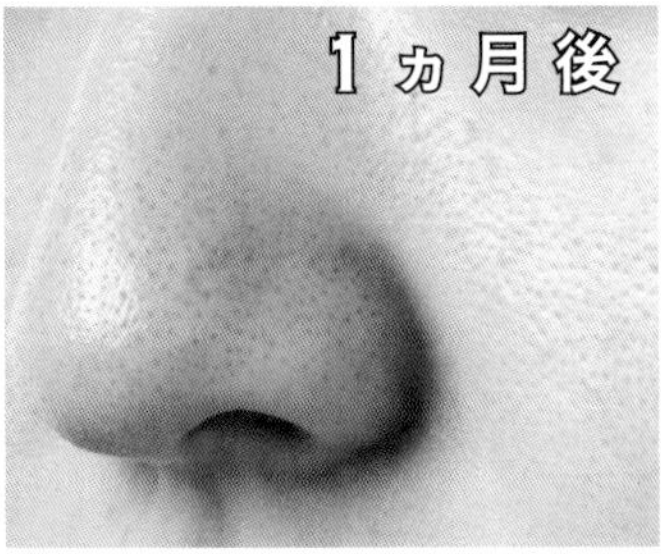

角栓が縮小！
赤みがとれて
肌が明るく

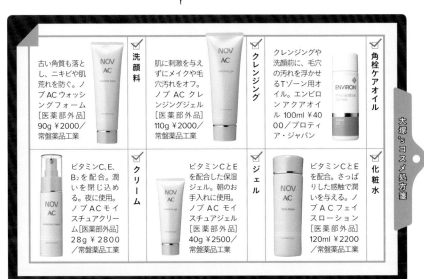

大塚's コスメ処方箋

洗顔料	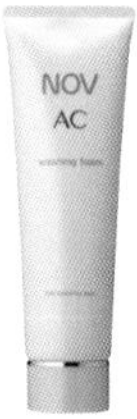 古い角質も落とし、ニキビや肌荒れを防ぐ。ノブ AC ウォッシングフォーム［医薬部外品］90g ¥2000／常盤薬品工業	
クレンジング	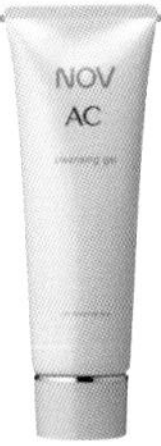 肌に刺激を与えずにメイクや毛穴汚れをオフ。ノブ AC クレンジングジェル［医薬部外品］110g ¥2000／常盤薬品工業	
角栓ケアオイル	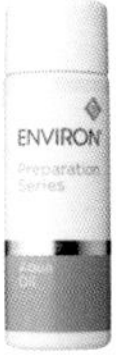 クレンジングや洗顔前に、毛穴の汚れを浮かせるTゾーン用オイル。エンビロン アクアオイル 100ml ¥4000／プロティア・ジャパン	
クリーム	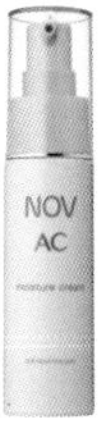 ビタミンC、E、B_2を配合。潤いを閉じ込める。夜に使用。ノブ AC モイスチュアクリーム［医薬部外品］28g ¥2800／常盤薬品工業	
ジェル	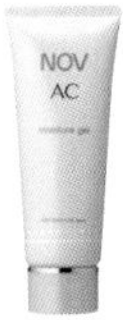 ビタミンCとEを配合した保湿ジェル。朝のお手入れに使用。ノブ AC モイスチュアジェル［医薬部外品］40g ¥2500／常盤薬品工業	
化粧水	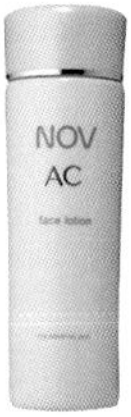 ビタミンCとEを配合。さっぱりした感触で潤いを与える。ノブ AC フェイスローション［医薬部外品］120ml ¥2200／常盤薬品工業	

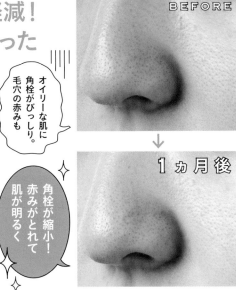

一、ニキビは毛穴の炎症と知る

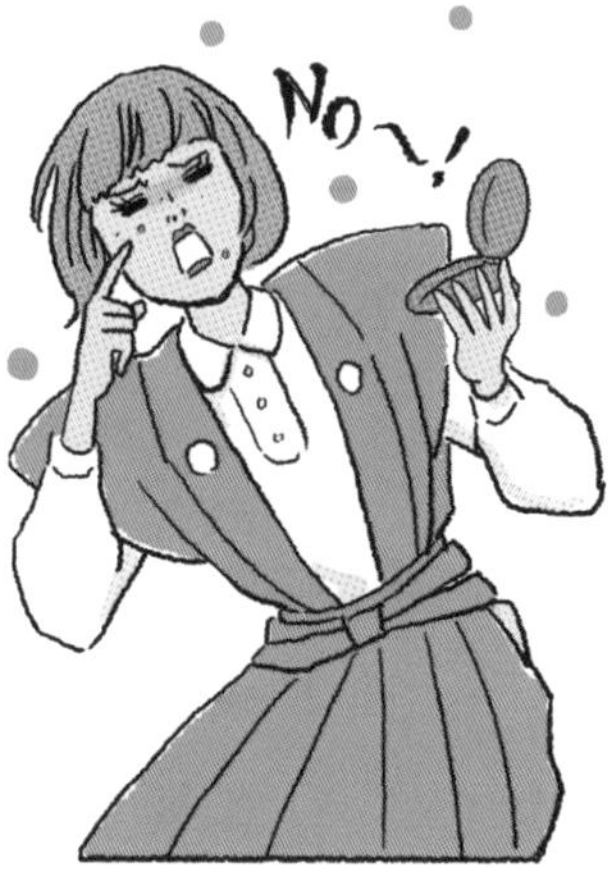

毛穴が詰まって炎症を起こすとニキビになる！

ニキビは、アクネ菌による感染症というイメージがあります。確かに、ニキビができるきっかけには、アクネ菌の増殖が関わっています。でも真の原因はそれではなく、アクネ菌に対する免疫の過剰反応が起こり、活性酸素や炎症性物質が大量発生して毛穴にダメージを与えている状態が、ニキビです。つまりニキビとは、アクネ菌と炎症性物質との戦いなのです。

きっかけは、毛穴が詰まってアクネ菌が増えること

アクネ菌は、嫌気性といって酸素がない状態を好み、酸素の少ない毛穴の中に住んでいます。通常は悪さをしない、皮膚の健康を保つ常在菌のひとつです。それが、何らかの原因で毛穴の出口がふさがれると、毛穴の中の酸素が減り、中で増える皮脂をエサにアクネ菌が増殖。すると「キャンプファクター」という毒素を産生するようになります。その毒素に対して免疫反応が起こり、炎症性物質によってアクネ菌を排除しようとした結果、ニキビとなるのです。

自分のニキビの状態は色で見分ける

毛穴の出口に皮脂が詰まって盛り上がり炎症を起こす手前の状態を、白ニキビと呼びます。アクネ菌が増殖せず炎症が起きていないので、ニキビとしては軽症のものです。

詰まった毛穴の中で炎症が起こると、ニキビが悪化

詰まった毛穴の中で皮脂をエサにアクネ菌が増殖すると、毒素キャンプファクターを産生。それに対して人は免疫反

白ニキビ

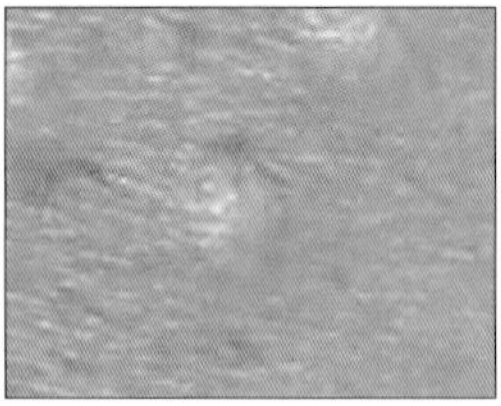

毛穴に皮脂が詰まっているのが白く見える。炎症が起こる一歩手前。

↓

赤ニキビ

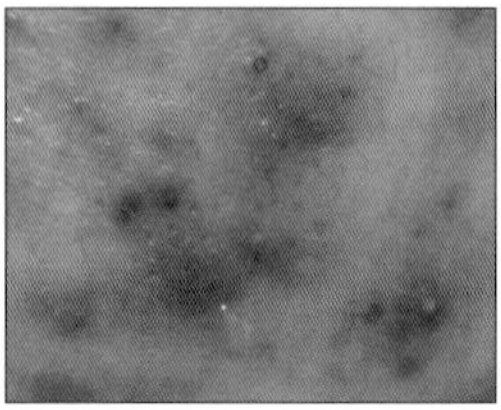

出口が詰まった毛穴の中で生まれた毒素や活性酸素とサイトカインが戦っている状態。

←

黄ニキビ

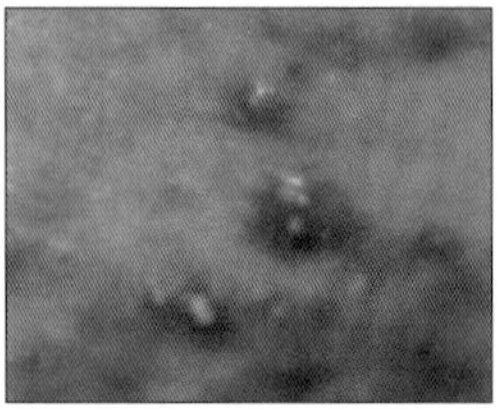

戦いの後、細菌の侵入を食い止めるために集まった好中球の死骸が黄色い膿になってたまる。

応を起こし、細胞からサイトカインというタンパク質を分泌し、活性酸素を発生させ、アクネ菌をやっつけようとします。一方、毛穴の細胞は皮脂の詰まりを解消すべく分解酵素を出し、皮脂を遊離脂肪酸に分解します。これも活性酸素を発生させ、毛穴にダメージを与えます。

これらの毒素や活性酸素とサイトカインが必死で戦っている状態が、赤ニキビです。赤く盛り上がり、痛みを伴います。その後、戦いを終えた好中球（白血球の一種）の死骸が膿となって黄色くたまったものが、黄ニキビです。周囲の皮膚のダメージが大きいと色素が沈着してニキビ痕になったり、炎症が真皮にまで到達すればクレーターになったりします。

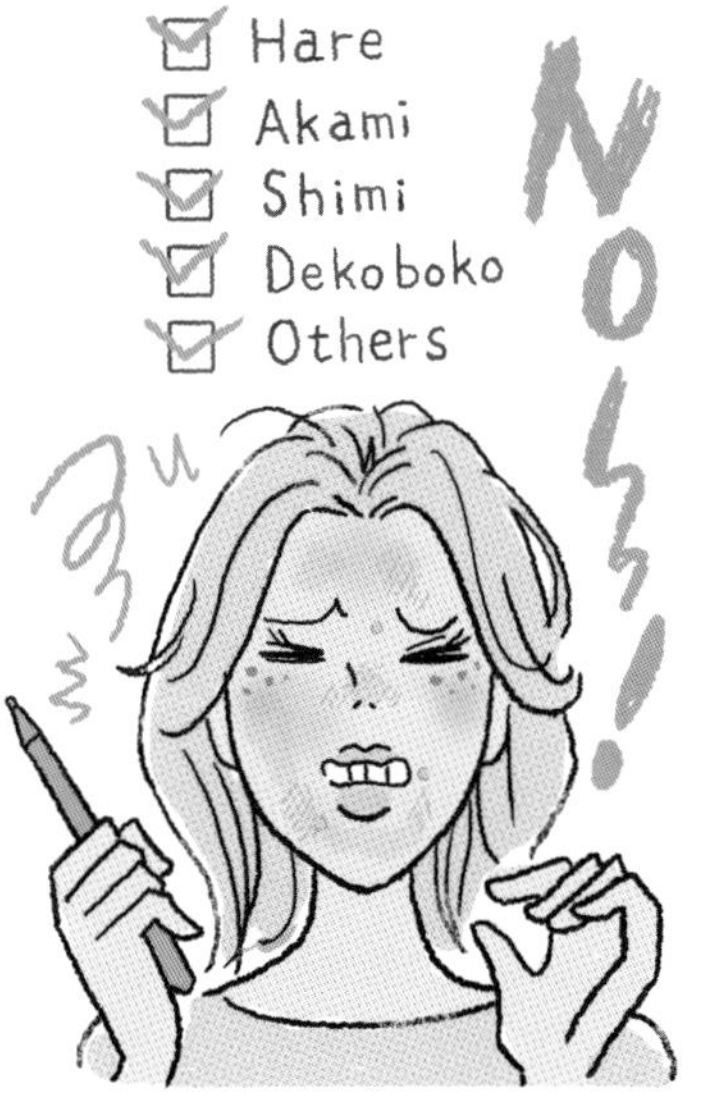

色素沈着やクレーターに……

炎症が大きかったり、途中でニキビをつぶしてしまったりすると、色素沈着に。真皮にダメージが及べばクレーターになってしまう。

OR

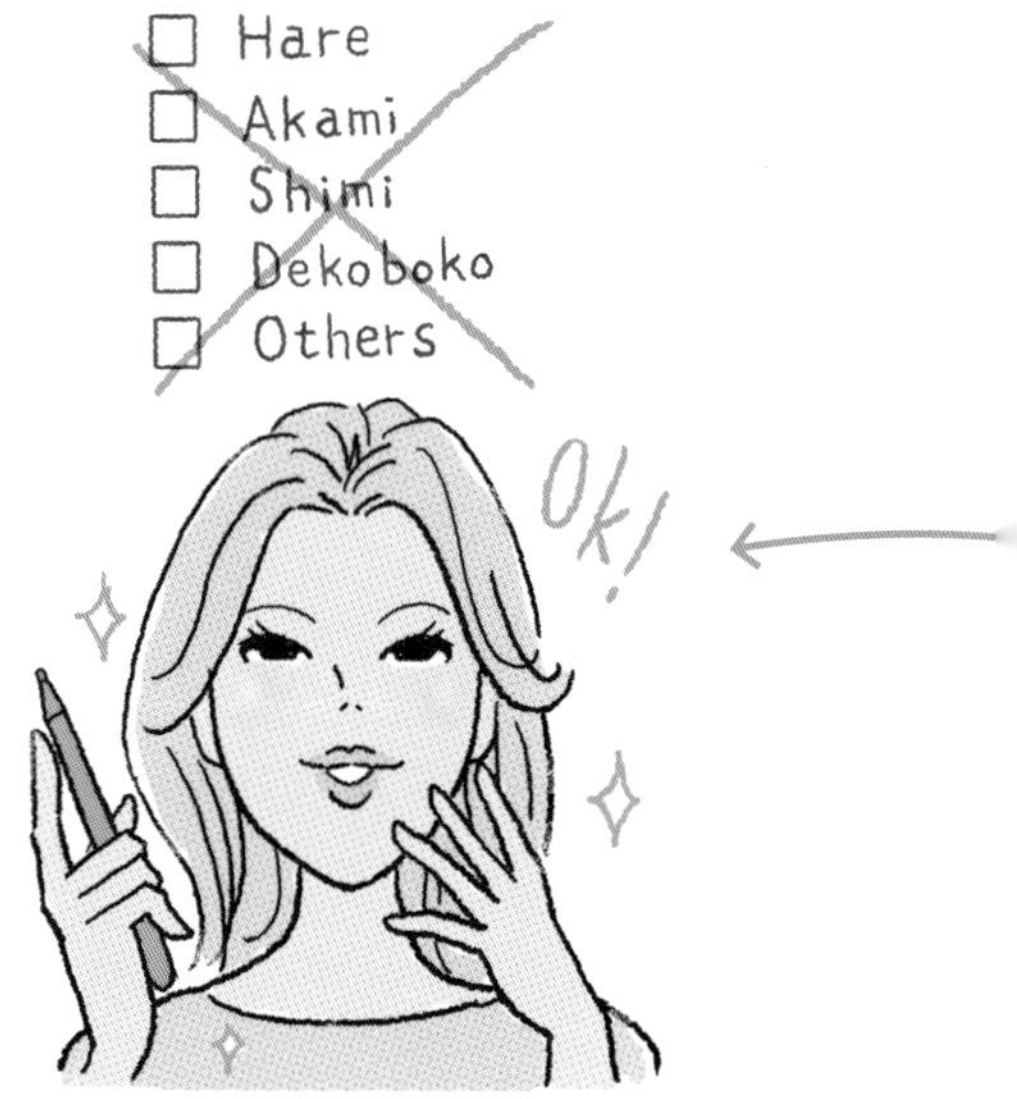

赤みも腫れも引いて完治！

ニキビをつぶしたり刺激を与えず、適切なケアを行っていれば、色素沈着やクレーターになることなく、キレイに治っていく。

に変わるメカニズム

までのメカニズムを図解化してみました。炎症が悪化する原因は
それらとの戦いが長引くとニキビは悪化し、尾を引きます。

あなたが食べすぎ&高ストレス&睡眠不足だと……
皮脂が大量に出てきちゃう！
その上固まって出口が詰まっちゃったよ〜
毛穴の中に酸素が入らない
実は僕、酸素がないと大発生しちゃう体質で……
すると一緒に、毒素キャンプファクターも大量に出ちゃうんだよ……ごめん
CHARACTER
毛穴の気持ち

普段は仲よし♡
CHARACTER
アクネ菌の気持ち

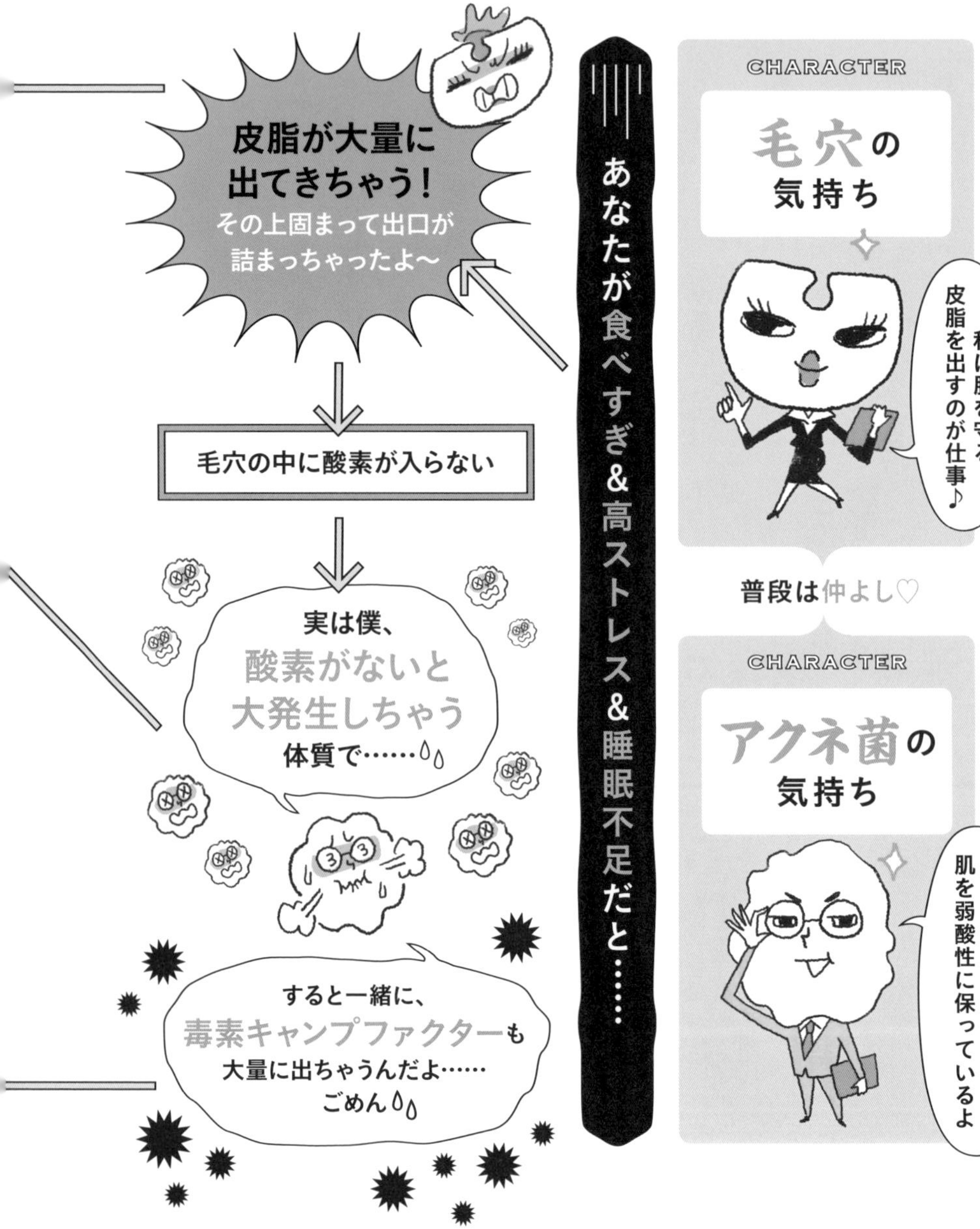
私は肌を守る皮脂を出すのが仕事♪
僕は毛穴の中の常在菌♪肌を弱酸性に保っているよ

詰まった毛穴がニキビ

毛穴が詰まり、内側で炎症を起こしてニキビとなり、それが悪化していく
アクネ菌だけではなく、アクネ菌が産生する毒素キャンプファクターも！

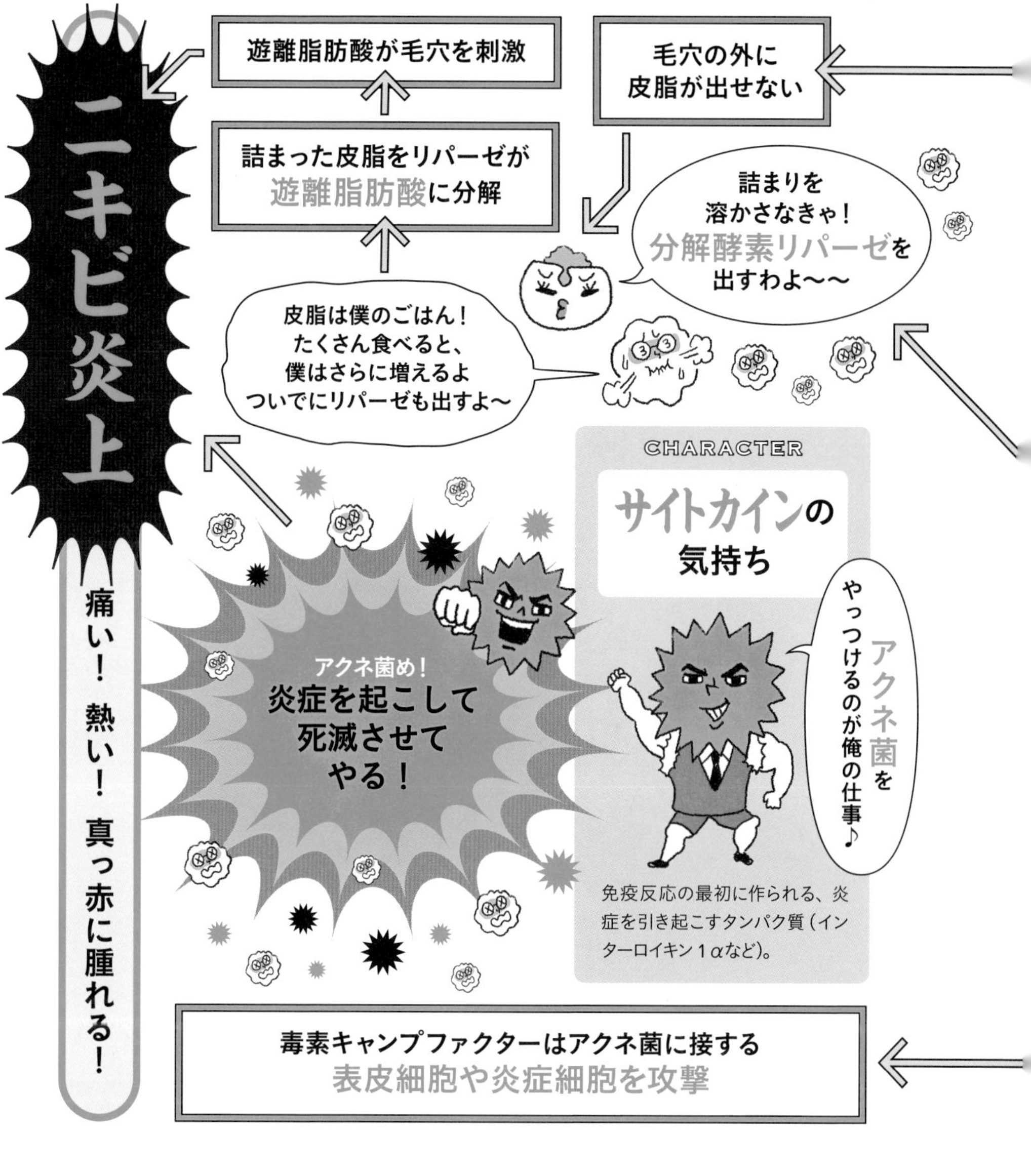
ニキビ炎上
毛穴の外に皮脂が出せない
詰まりを溶かさなきゃ！分解酵素リパーゼを出すわよ〜〜
皮脂は僕のごはん！たくさん食べると、僕はさらに増えるよ ついでにリパーゼも出すよ〜
詰まった皮脂をリパーゼが遊離脂肪酸に分解
遊離脂肪酸が毛穴を刺激
CHARACTER
サイトカインの気持ち
アクネ菌をやっつけるのが俺の仕事♪
免疫反応の最初に作られる、炎症を引き起こすタンパク質（インターロイキン１αなど）。
アクネ菌め！炎症を起こして死滅させてやる！
毒素キャンプファクターはアクネ菌に接する表皮細胞や炎症細胞を攻撃
痛い！熱い！真っ赤に腫れる！

ニキビができたらどうする？ つぶしてもいい？

ニキビは盛り上がっているのでメイクをしても隠れず目立ってしまう、やっかいなもの。つぶしてしまえば芯や膿も出て解決……という気持ちになるのは理解できますが、ちょっと待って。むやみにニキビをつぶせば、クレーターになってしまいます。

炎症ニキビをつぶすと、毛穴の中に活性酸素や炎症性物質が広がって、大ダメージに！

ニキビになっている毛穴には、真皮の深いところにある皮脂腺を中心に、活性酸素や炎症を引き起こすサイトカインや蛋白分解酵素などをたっぷり含んだ、炎症性の細胞がたくさん集まっています。アクネ菌を殺すために集まったこの細胞は、柔らかくて、つぶれやすいイクラのようなものだと思ってください。ニキビを押して膿を出そうとすると、その圧力で、中の柔らかいイクラ＝炎症性細胞もつぶれます。すると、毛穴の中に活性酸素や炎症性サイトカインや蛋白分解酵素が放出され、アクネ菌を殺すだけにとどまらず、真皮のコラーゲンなどの皮膚組織にもダメージを与えて破壊します。表皮では、ニキビをつぶしたことによる刺激でメラニン生成が活性化します。表面にはニキビ痕の色素沈着が残り、真皮のダメージが激しくなるとクレーターになってしまうのです。

ニキビは、どんなに気になってもつぶさないことがいちばんです。つぶせば、一時のニキビよりも悲しい、いつまでも残る痕になってしまいます。もしもつぶしてしまったら、すぐに皮膚科を受診し、痕にならないお手入れや処置を取り入れましょう。

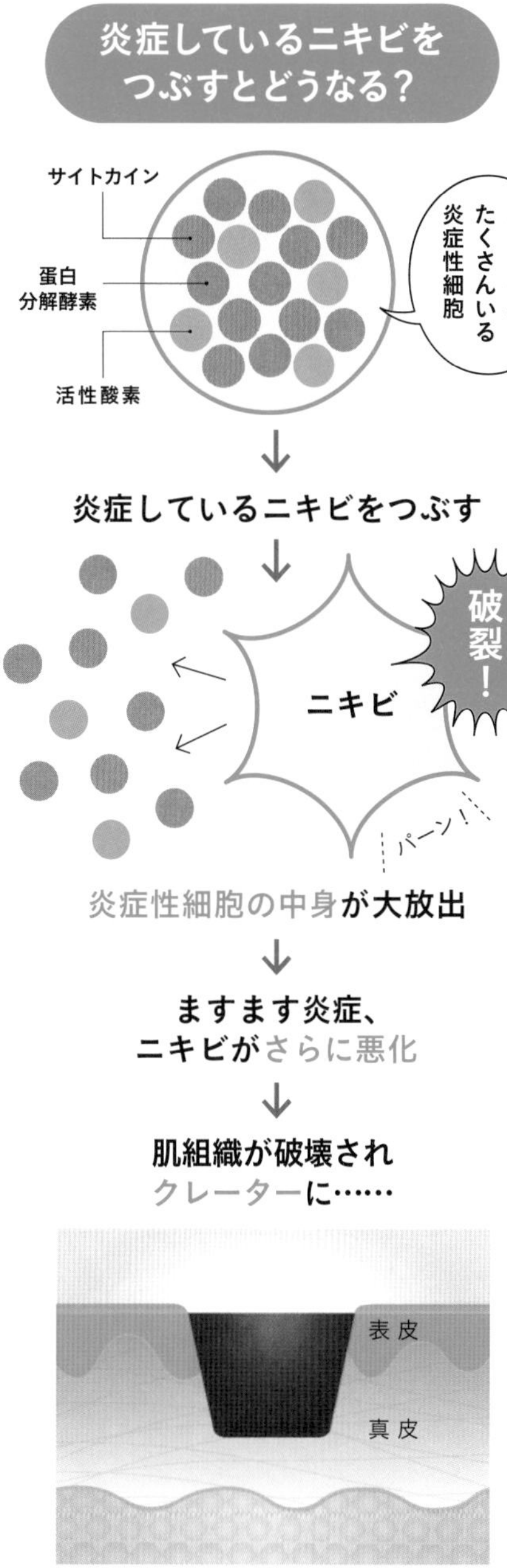

ニキビをつぶして肌の奥の真皮にダメージを与えてしまうと、元に戻すのは難しい。

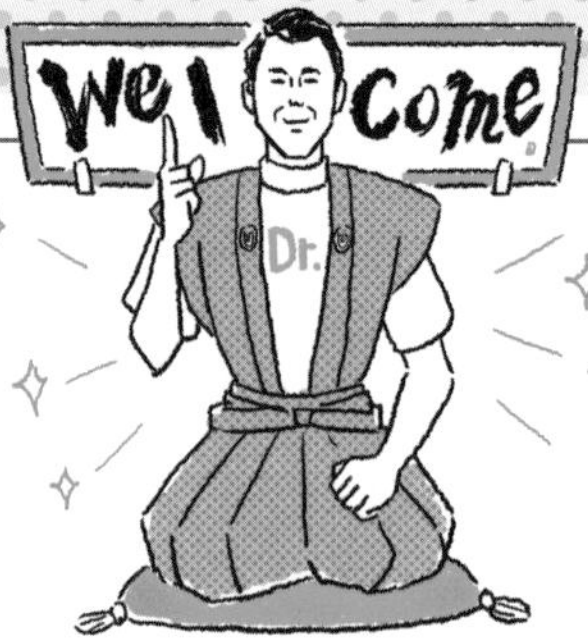

一、プロの手に委ねる という選択肢をもつ

ビタミン導入や医療で解決する毛穴悩みもある

一度風邪をひいてしまうと、自宅での養生で完治させるには時間がかかります。でも、病院の薬をしっかり飲むと、快方に向かうのが早いものです。また、風邪ではなく何かの病気にかかってしまったら、それはもう医師に委ねる以外のすべがありません。

毛穴のケアも、これに似ています。一度開いたり炎症で赤みを帯びてしまったら、毛穴をスキンケアで瞬時に元通りにするのは難しい。でも、クリニックで化粧品とは比べ物にならない高濃度のビタミン導入を受けると、あっという間に赤みが取れて毛穴が引き締まることも。毛穴に詰まった頑固で大きな角栓には、クリニックの適度なピーリングが効果を示します。

また、すり鉢毛穴が悪化して大きな凹凸（クレーター）になってしまった場合、スキンケアではどうにもなりませんが、クリニックのレーザー治療によって改善することもあります。

いずれにせよ、経験豊富な医師のもとで治療を受けることが大切です。次のページから、おすすめのメディカルエステやレーザー治療をご紹介します。

PRO CARE 1

ジェネシス ＋ ビタミン導入

対応毛穴　☑詰まり　☑すり鉢　☑たるみ（特にジェネシスはたるみに効果大）　□クレーター

真皮を温めてハリを出したり表皮のターンオーバーを促すレーザー「ジェネシス」に、ビタミン＆高濃度のグルタチオン導入を組み合わせた、青山ヒフ科クリニックの独自メニュー。赤みと炎症が即効的に抑えられ、ジェネシスでたるみ毛穴もケア！

おすすめ施術

青山ヒフ科クリニックの

「毛穴レスジェネシス ビタミンABCブライトニング W導入コース」

価格　1回¥50000（税別）

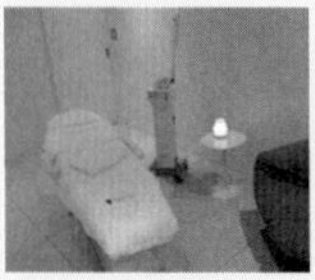

DATA
青山ヒフ科クリニック

東京都港区北青山3-12-9
花茂ビル3F
TEL：03-3499-1214
https://aoyamahihuka.com/

1 毛穴レスジェネシス

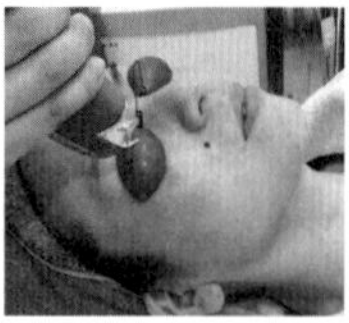

クレンジングで肌をキレイにした後、ジェネシスを照射。じんわりとした温かさとパチパチと産毛が焼けるような感覚がありますが、ほとんどの場合、痛みを感じることはなし。

2 高濃度ビタミンABCグルタチオン メソセラピー（ノンニードル）

細胞膜に微小な穴を開けながら、特殊な短い電気パルスで細胞に直接薬剤を入れ込む手法で、ビタミン類とグルタチオンを浸透させる。痛みはなく、うとうとするほど心地いい。

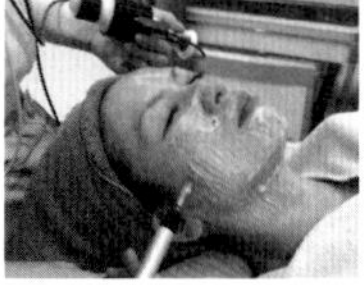

3 高濃度ビタミンABCグルタチオン イオン導入

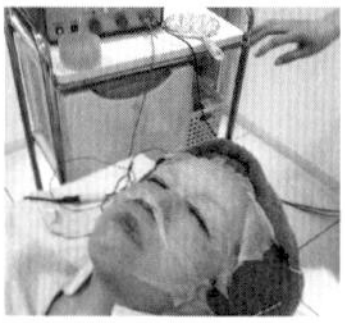

続けてビタミン類とグルタチオンをイオン導入。異なる手法でW導入することで、美容成分が肌のすみずみまでたっぷりと入る。こちらも痛みはなく、ひんやり心地いい感触。

頬の毛穴と赤みが悩み

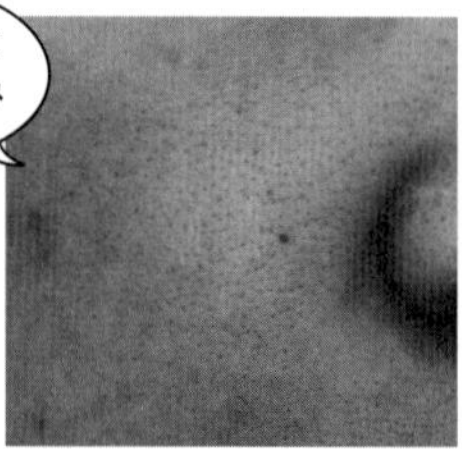

BEFORE
肌全体にくすみと赤みがあり、シミやたるみ毛穴がくっきり目立つ。

明るく透明感が！

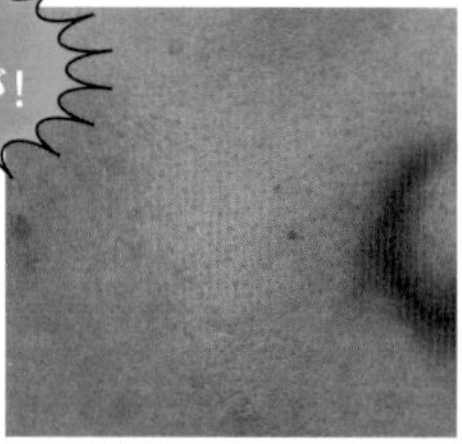

AFTER
毛穴の凹凸が気にならなくなり、赤みが取れて肌色が均一に！

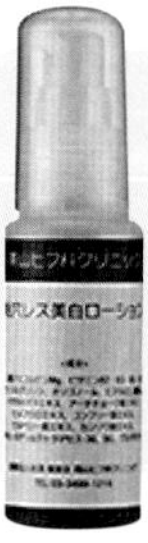

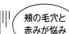

CHECK!

オリジナル外用剤も

ビタミンA・B・Cとグルタチオンを高濃度に配合した化粧水。毛穴やくすみ、赤み、ニキビに効果が高い。毛穴レス美白ローション60㎖ ¥10000／青山ヒフ科クリニック

PRO CARE 2

ピーリング ＋ 毛穴洗浄

対応毛穴 ☑詰まり ☑すり鉢 □たるみ □クレーター

ピーリング剤の溶液を、トルネード水流を起こす特殊なチップを使って肌にあてることで、古い角質や角栓を効果的に除去。肌に刺激を与えず高い効果が得られます。

おすすめ施術

松倉クリニックの
「ハイドラジェントル」

価格 1回¥15000（初回は¥12000）（税別）

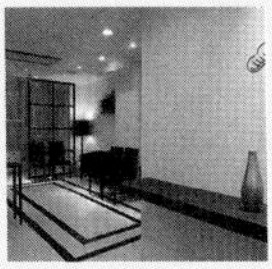

DATA
松倉クリニック＆メディカルスパ
東京都渋谷区神宮前4-11-6
表参道千代田ビル9F
TEL：03-5414-3600
https://www.matsukura-clinic.com/

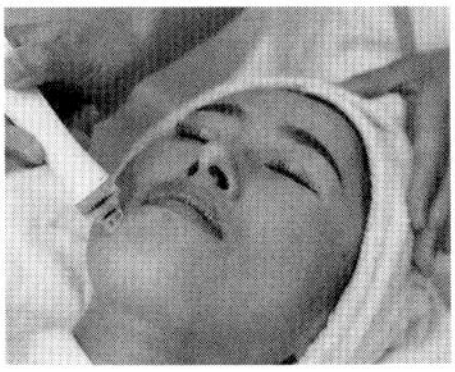

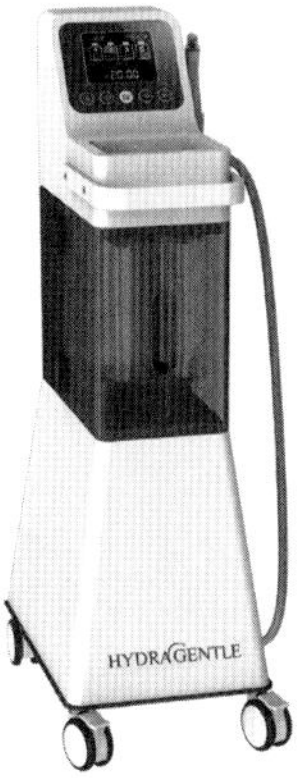

まずは低刺激のAHA溶液で顔全体の汚れや古い角質を除去。続けて角栓除去効果の高いBHA溶液でTゾーンを集中ケアし、角栓をオフ。仕上げにヒアルロン酸配合の美容液で保湿・鎮静し、しっとりと明るい肌に。肌に水流があたる感触のみで、痛みはなし。

PRO CARE 3

ケミカルピーリング

対応毛穴 ☑詰まり ☑すり鉢 □たるみ □クレーター

ピーリング剤をブラシで塗る施術。古い角質を取り除くことで詰まり毛穴を改善＆予防。美容成分が浸透しやすくなるので導入をセットで行うのが一般的です。

おすすめ施術

自由が丘クリニックの
「ケミカルピーリング スタンダード」

価格 1回¥25900（初回は¥15500）（税別）

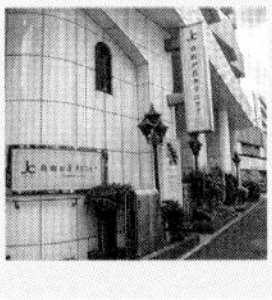

DATA
自由が丘クリニック
東京都目黒区八雲3-12-10 パークヴィラ2～4F
TEL:0800-808-8200
https://jiyugaokaclinic.com/

1 Wピーリング

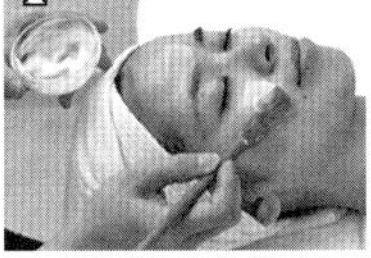

↓

2 イオン導入

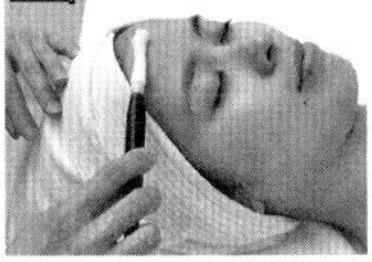

まずはグリコール酸溶液をブラシで塗布し、顔全体の古い角質を浮かせる。続けて、メラニンの排出を促し、生成を抑える効果もある乳酸溶液をブラシで塗り、ピーリングしながら美白ケアも。仕上げにビタミンなどの美容成分を導入し、肌内部まで行き渡らせる。

PRO CARE 4

フラクショナルレーザー

対応毛穴　□ 詰まり　☑ すり鉢　□ たるみ　☑ クレーター

皮膚に細かい穴をあけ、肌の代謝を促すことですり鉢毛穴やクレーター、ニキビ痕を改善。肌を入れ替えるような感覚の治療で、アンチエイジング作用も発揮します。

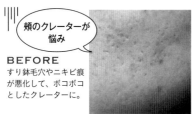

頬のクレーターが悩み

BEFORE
すり鉢毛穴やニキビ痕が悪化して、ボコボコとしたクレーターに。

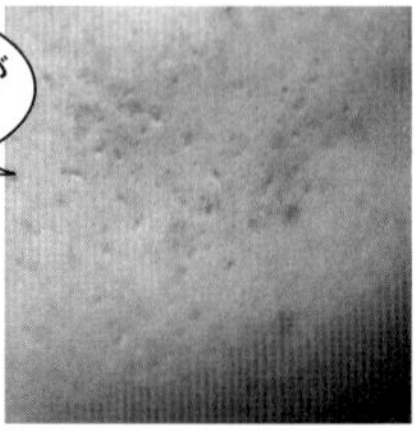

肌がなめらかに！

AFTER
1度の治療で肌が再生され、クレーターが明らかに小さく！

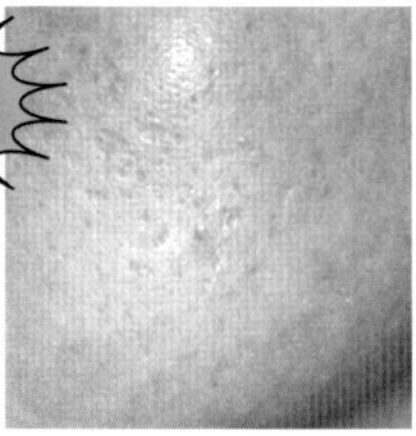

おすすめ施術

青山ヒフ科クリニックの「パールフラクショナルレーザー」

価格　[ポイント] ¥3000　[両頬] ¥20000
[顔全体] ¥50000（すべて税別）

洗顔し、麻酔クリームで表面麻酔を行ってからスタート。部位によってパワーを調整しながらレーザーをあてていく。麻酔は表面のみに作用し、レーザーは肌奥の真皮層まで届くので、痛みや熱を感じる（個人差あり）。治療後と翌日はメイクを避けて。腫れや赤みは数日で治まり、肌の再生が始まると、徐々に毛穴が目立たなく。複数回の施術が必要なケースも。

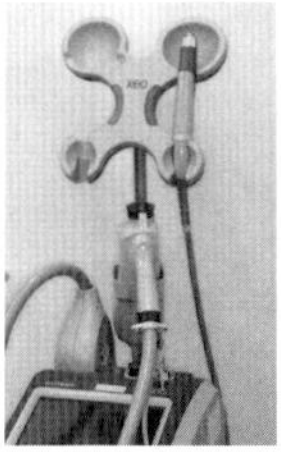

CHECK!

ニキビに悩んでいるなら試す価値あり！　ニキビ注射

おすすめ施術

青山ヒフ科クリニックの「アンチアクネメソセラピー」

価格　[0.1ml] ¥1400〜
[顔全体4ml] ¥30000（すべて税別）

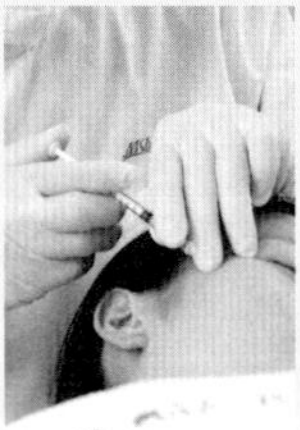

しつこいニキビの救世主！高濃度ビタミンCとビタミンB群、アミノ酸など活性酸素を除去して炎症を抑える成分を、炎症が起こっている皮脂腺周囲に直接注射する、青山ヒフ科独自の治療。内服・外用薬と比べ即効性が高く、麻酔を使用するので痛みもほぼなし。

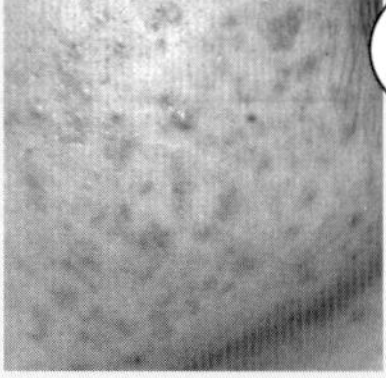

繰り返す大量のニキビ

BEFORE
赤く炎症を起こしたニキビが密集し、繰り返しできる状態。

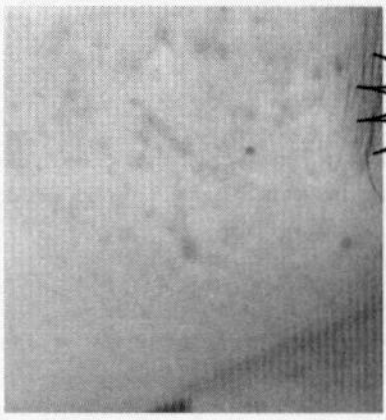

ニキビが激減！

AFTER
アンチアクネメソセラピーと、内服・外用薬を数ヵ月併用。

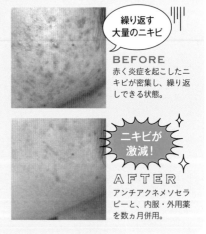

第3章

毛穴を愛する

毛穴ががんばりすぎなくてもいいよう、
日々のストレスや体に強いている
負担を減らし、毛穴に優しいカバー
メイクも覚えて。「お疲れさま」と
毛穴を愛してあげましょう。

一、〝毛穴にいい〟毛穴レスメイクをマスターすべし

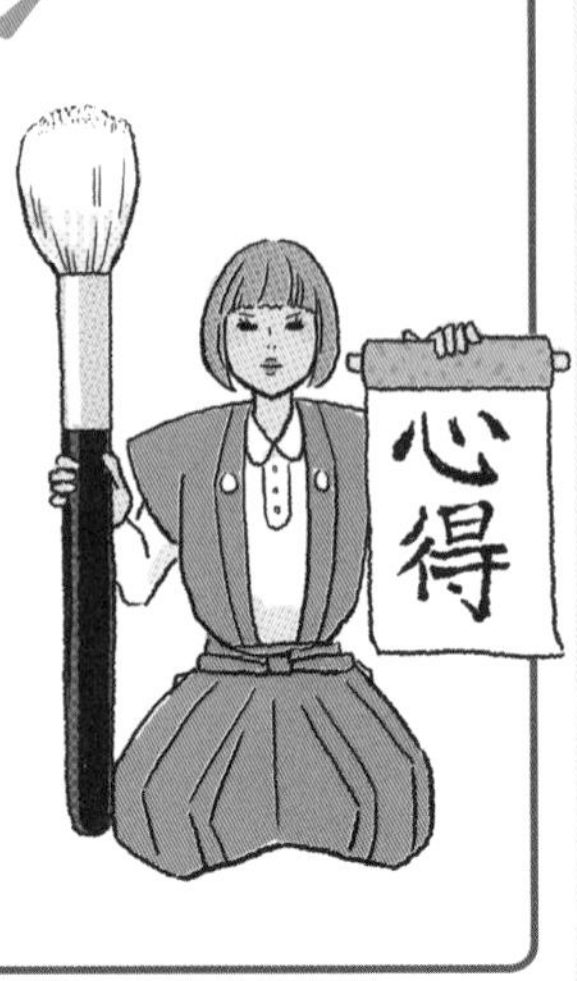

毛穴に負担をかけず、優しくカバー

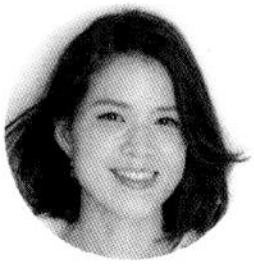

エディター
大塚真里

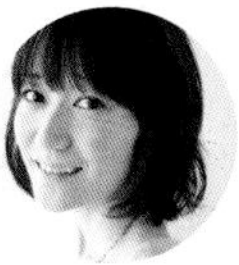

ヘア&メイクアップアーティスト
AYA

藤原美智子氏に師事後、独立。数多くの女性誌でメイクテクニックの提案をするほか、女優やタレントからも指名が多い。ナチュラルで清潔感のある肌作りが得意。著書は『AYA MAKE』(宝島社)。LA DONNA所属。

雑誌などのメディアで、読者の憧れとなるような女性像を作り上げるとき、毛穴レスな肌作りは必須です。美肌なモデルさんでも、多忙だったり生理前だったりすると、コンディションによっては毛穴が目立つこともあります。そんなときは下地やコンシーラーで毛穴の部分だけをさりげなくカバーして、なめらかに仕上げます。カメラの前で自信をもって動けるように、どんな光の下でもきれいに見える肌に整えることが大切なのです。

これは私たちの毎日にもいえることで、朝、メイクで毛穴をさっと自然にカバーできれば、自分の肌も悪くないかもと思えます。それは、表情にもプラスの影響を及ぼし、自信にもつながりますよね。

とはいえ、亀山先生いわく、毛穴周りの皮膚は常に小さな炎症を起こした状態。だから、摩擦を起こさず刺激を与えず、毛穴が詰まる原因にもなりにくい、毎日安心してできる毛穴カバーテクニックを考えてみました。ぜひ、明日から試してみてください。

毛穴が詰まっているのか、開いているのかで、メイクは変わる

ファンデーションは、なめらかな肌に塗ると薄く均一についてて自然に仕上がりますが、肌が凸凹しているとその部分に引っかかって、厚塗りになってしまいます。毛穴が目立つ肌は、凸凹している部分が広範囲、しかも顔の中心部に集中しているので、厚塗りになると目立ってしまいます。しかも、毛穴が大きく開いている場合、毛穴にファンデーションが落ちてベージュ色の水玉になったりも……。

毛穴のカバーメイクは、まず下地で肌をなめらかに整えることから始まります。詰まっている毛穴と開いた毛穴（すり鉢やたるみ毛穴）、それぞれに適した下地を使ってカバーしたら、その後にファンデーション、さらに必要であ

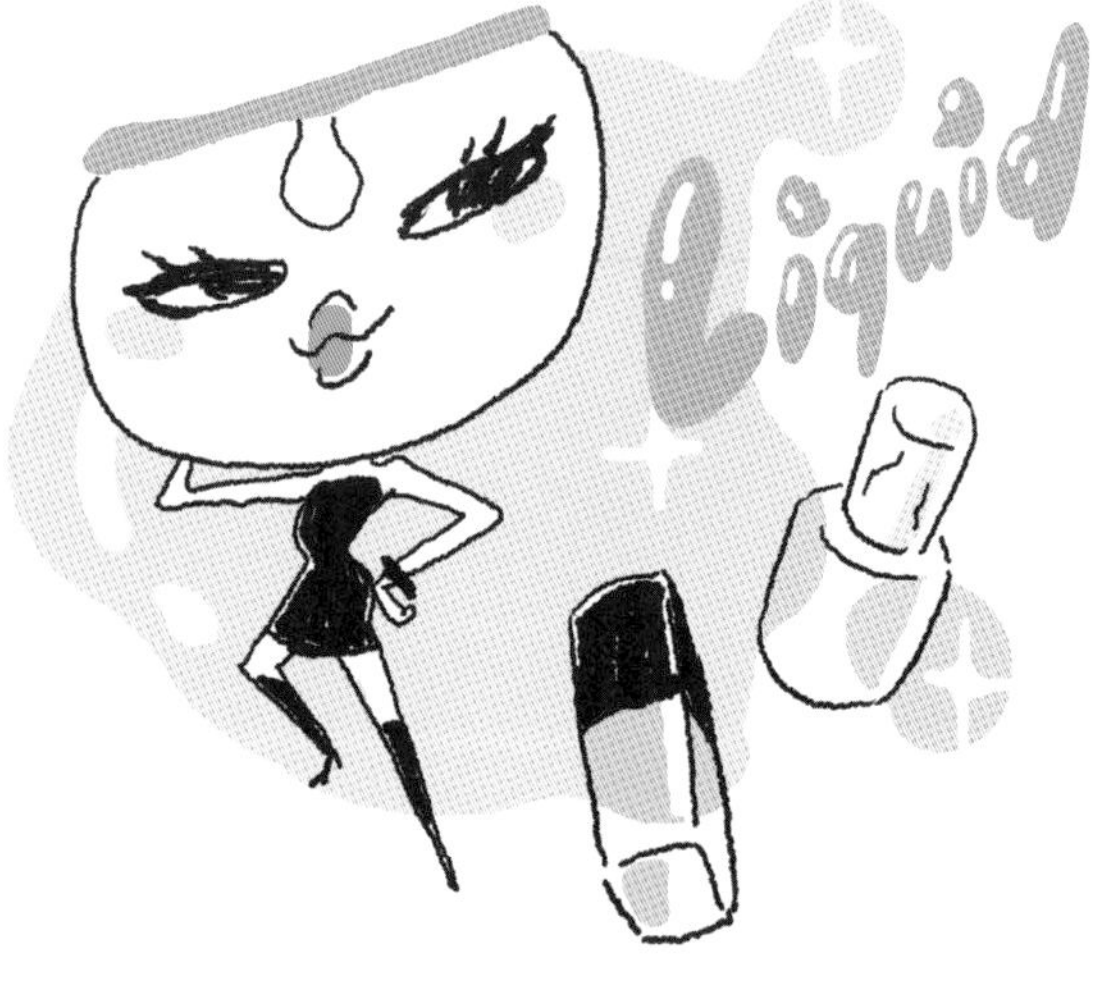

ればコンシーラー、という手順です。ファンデーションは、詰まって凸凹している毛穴には密着感の高いリキッド、開いた毛穴には、穴に落ちないようパウダータイプをふんわりのせます。

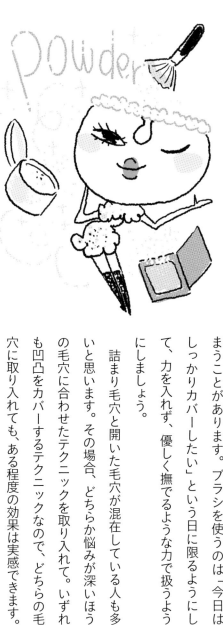

ブラシを使うと完璧にカバー可能。でも毛穴に負担をかけてしまうので、特別な日だけに

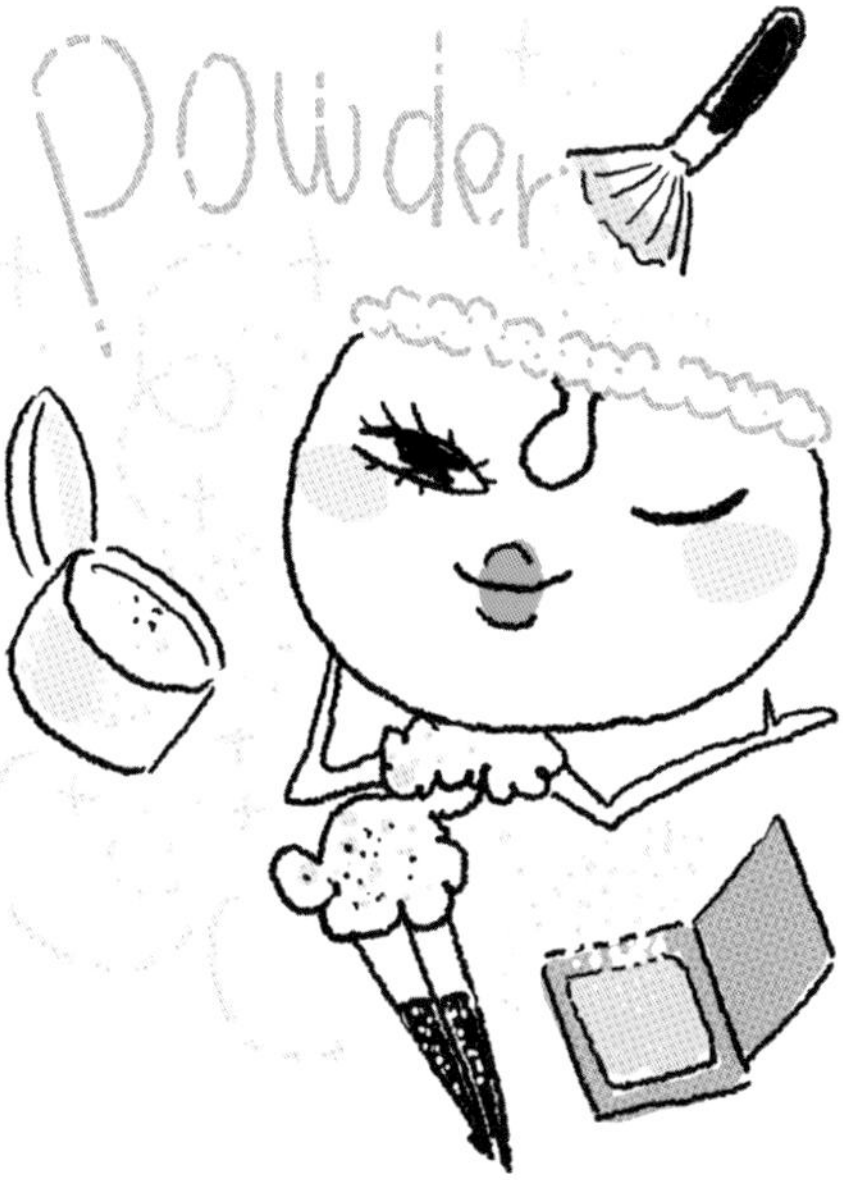

ファンデーションをブラシで塗ると、凹凸がある部分にも薄く均一につくので自然にカバーでき、撮影の現場ではよく使うテクニックです。でも、ブラシの毛は繊維なので、毛穴を刺激してしまうことがあります。ブラシを使うのは「今日はしっかりカバーしたい」という日に限るようにして、力を入れず、優しく撫でるような力で扱うようにしましょう。

詰まり毛穴と開いた毛穴が混在している人も多いと思います。その場合、どちらか悩みが深いほうの毛穴に合わせたテクニックを取り入れて。いずれも凹凸をカバーするテクニックなので、どちらの毛穴に取り入れても、ある程度の効果は実感できます。

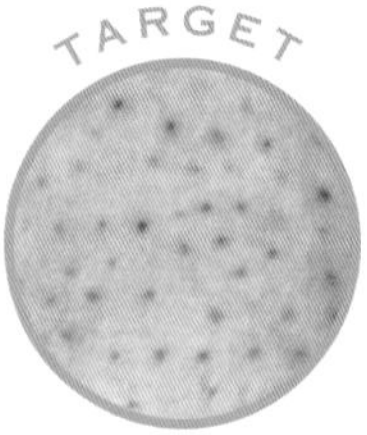

詰まり毛穴の毛穴レスメイク

Tゾーンにポツポツ目立つ白詰まり毛穴や黒詰まり毛穴は、メイクでカバーできていないと透明感が損なわれます。皮脂を吸収してサラッと仕上げる下地と、カバー力の高いリキッドファンデーションを使うと、キレイにカバーできます。

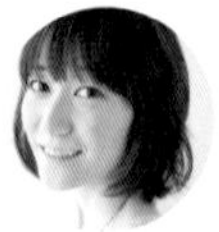

ヘア&メイクアップアーティスト
AYA

1 全顔用毛穴下地を塗る

毛穴をカバーする厚みのあるテクスチャーの下地には、顔全体に使えるリキッドタイプと、部分用の練りタイプがあります。詰まり毛穴はたるみ毛穴ほど凹凸が深くないので、リキッドタイプの薄づき下地でなめらかに整えて。

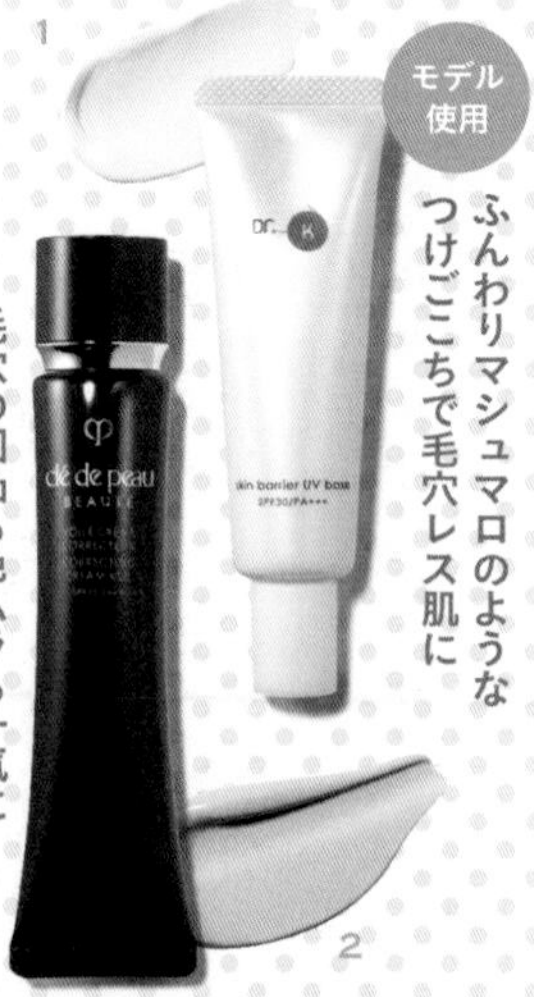

モデル使用

ふんわりマシュマロのようなつけごこちで毛穴レス肌に

毛穴の凹凸も色ムラも一気にカバーするベージュの下地

どちらも、美容成分を贅沢に配合し、紫外線など日中のダメージから肌を守ってくれる。1なじませると透明になるタイプ。ケイスキンバリアUVベース SPF30・PA+++ 30g ¥6000／ドクターケイ 2肌にフィットし、みずみずしく潤いをキープ。ヴォワールコレクチュールn SPF25・PA++ 40g ¥6500（編集部調べ）／クレ・ド・ポー ボーテ

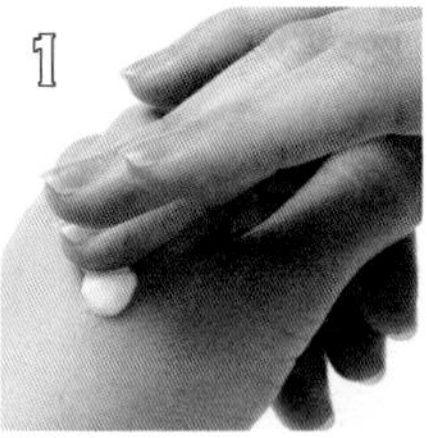

手の甲に適量をとって少しずつ塗る

小豆粒程度の毛穴下地を手の甲にとる。指の腹に少しずつとり、パーツごとに塗っていく。

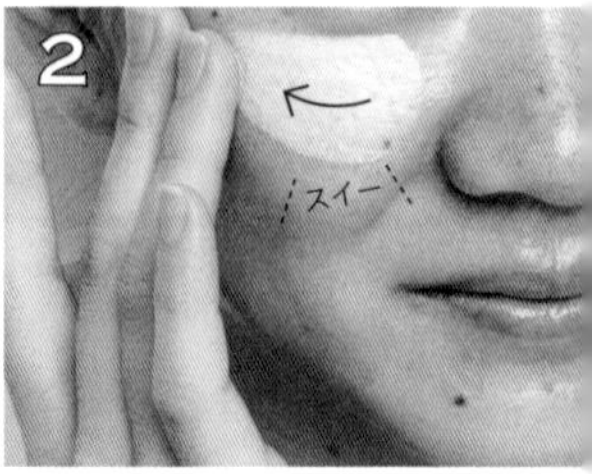

まずは頬に薄く均一にのばす

面積の広い頬から塗っていく。内側から外側へと薄く均一にのばし、両頬全体に広げて。

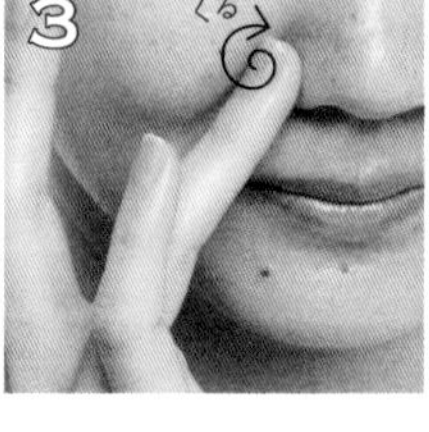

詰まり毛穴の部分はくるくる密着させる

Tゾーンにも薄くのばす。ザラつきが目立つ部分にはくるくると円を描くように塗って。

2 リキッドファンデをこすらず丁寧に

詰まり毛穴は、カバー力の高いリキッドファンデーションの〝色〟でしっかりカバーします。毛穴をカバーしようとして指で強くこするとせっかく塗った下地がとれてしまうので、軽くすべらせるようにのばして。仕上げにスポンジで押さえると、肌に密着して自然な仕上がりに。

力を入れず優しく

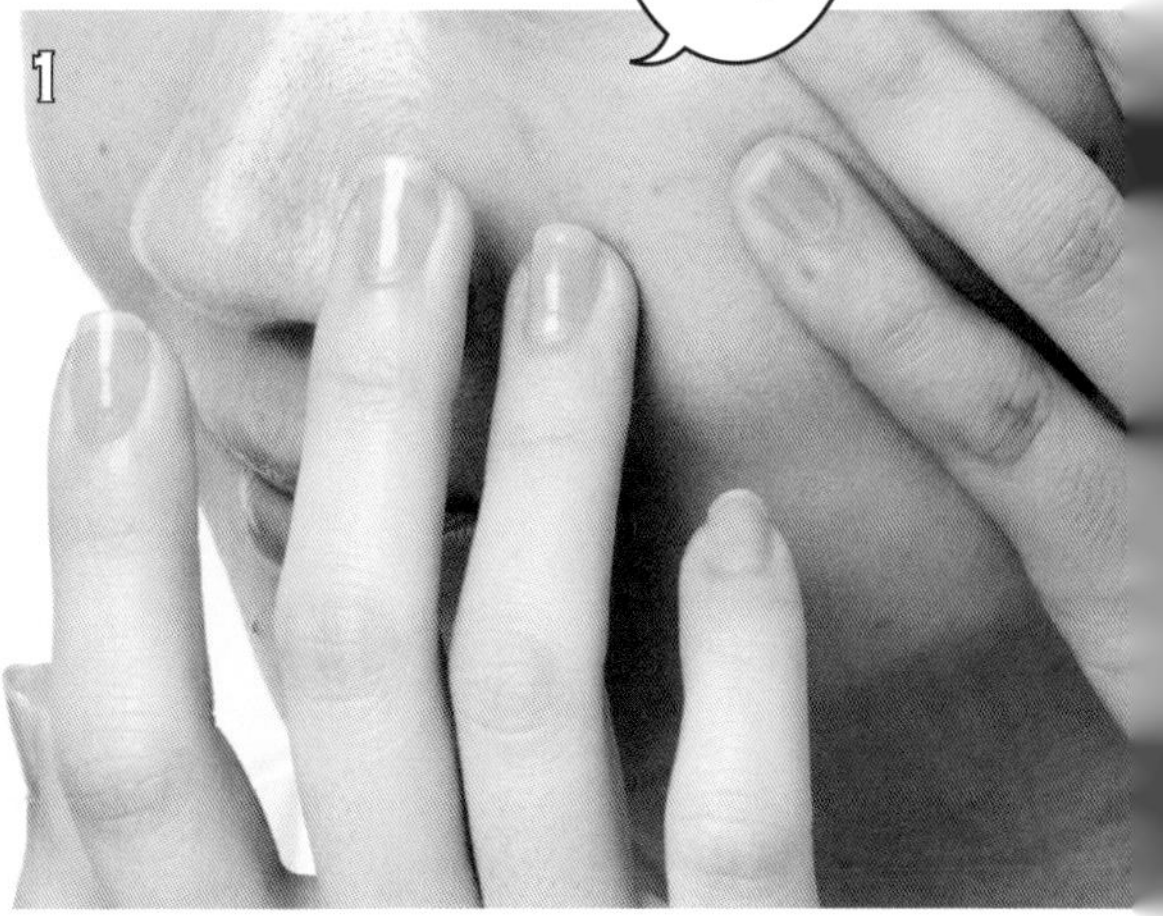

面積の広い頬から塗っていく

手の甲に小豆粒大のリキッドファンデーションをとり、指にとって頬の内側から外側へ。たるみ毛穴も気になる場合は、頬を軽く持ち上げるようにして塗ると◎。

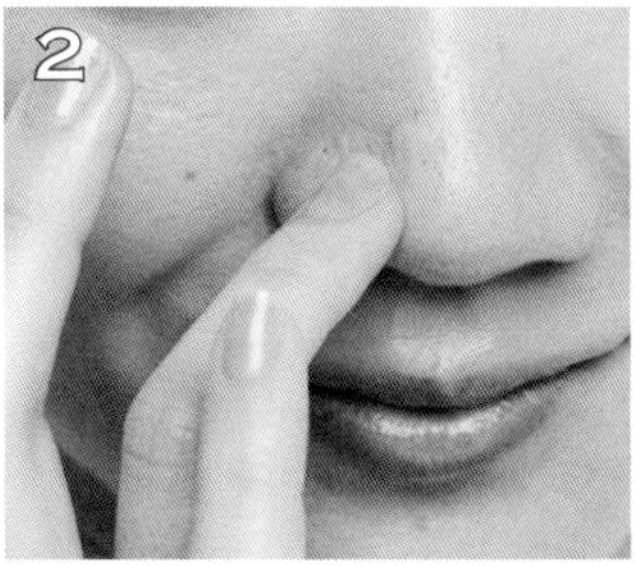

詰まり毛穴の部分には指の腹で丁寧に

続けて額、あごの順に塗り、詰まり毛穴が目立つ鼻は、少量を指の腹で優しくなでるように塗る。目元や口元にも薄く。

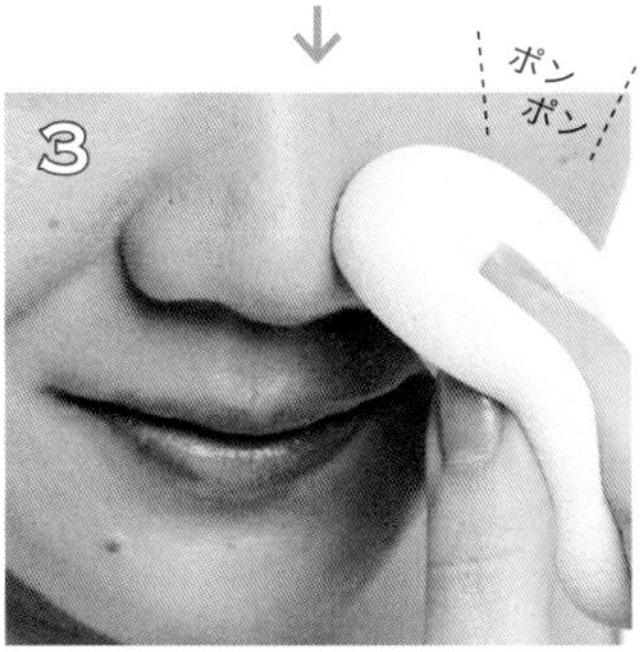

スポンジで全体を押さえて密着させる

仕上げに、何もついていないスポンジで顔全体を軽く押さえる。ファンデーションの密着感が高まり、くずれ防止に。

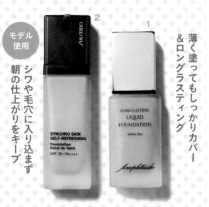

薄く塗ってもしっかりカバー＆ロングラスティング

モデル使用

シワや毛穴に入り込まず朝の仕上がりをキープ

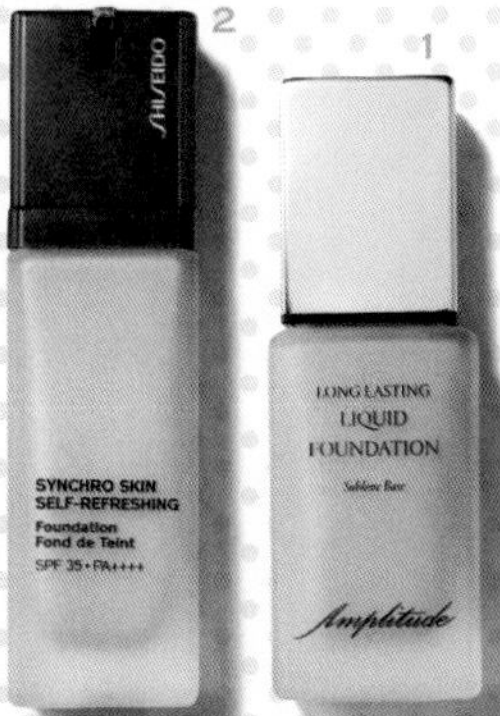

1透明感があるのにハイカバー。毛穴の凹凸にもピタッとついてくずれない。ロングラスティング リキッドファンデーション SPF22・PA++ 全10色 各30ml ￥9000／アンプリチュード　2薄くなめらかにのび、肌と一体化するように密着。シンクロスキン セルフリフレッシング ファンデーション SPF35・PA++++ 全20色 各30ml ￥6000／SHISEIDO

SPECIAL

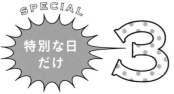

特別な日だけ

3 黒ずみ毛穴にコンシーラーを

ファンデーションを塗っても黒ずみ毛穴がポツポツと見える場合は、コンシーラーを使ってカバーを。ただし、油分で肌を覆ってしまうコンシーラーは毛穴に負担をかけることもあるので、毎日ではなく「今日はどうしても美肌に見せたい！」という日に限定しましょう。

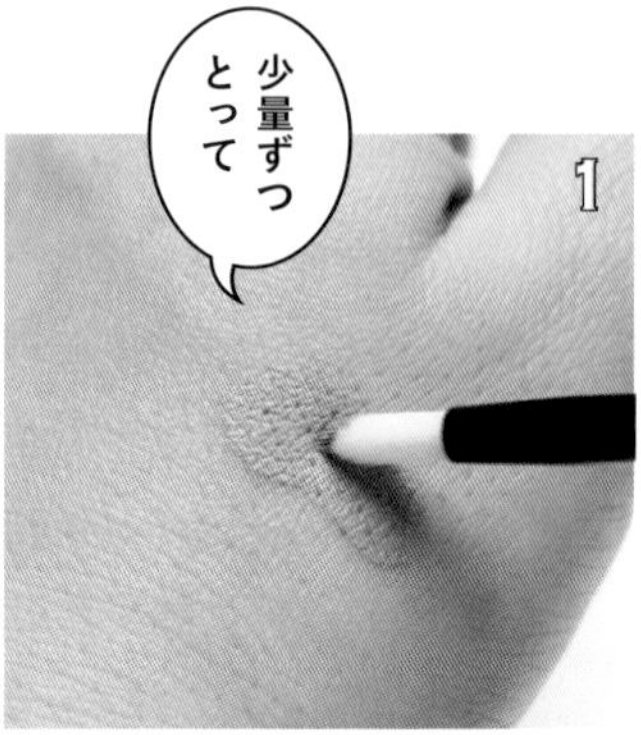

コンシーラーを肌の色に合わせブレンドする

コンシーラーはパレットタイプを使用。付属のブラシにとり、手の甲で色をブレンド。

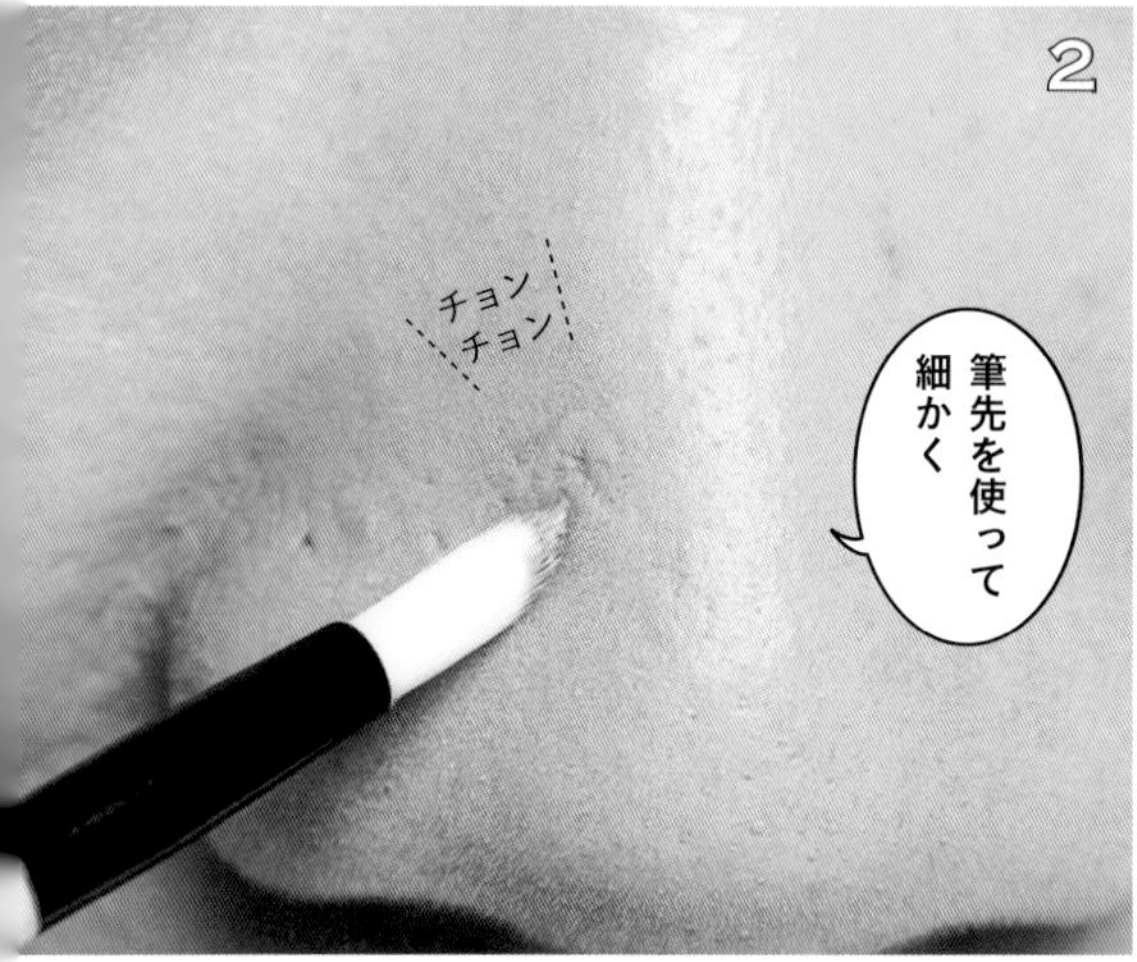

黒ずみ毛穴の部分に塗る

黒ずみ毛穴が気になる部分だけに、ブラシの先でコンシーラーを点々とおいていく。

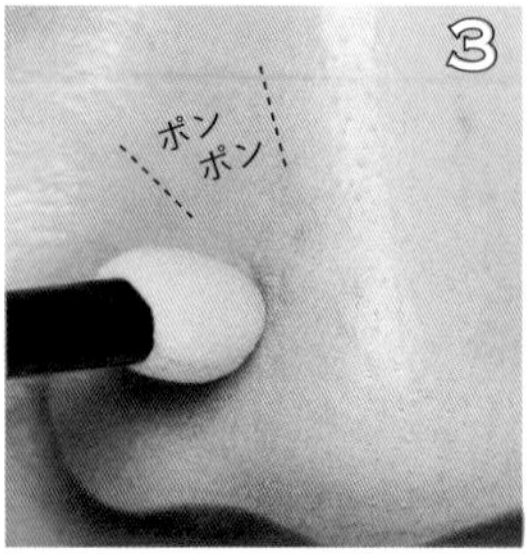

アイシャドウチップでなじませて

仕上げに、手持ちの清潔なアイシャドウチップの先でコンシーラーを周囲となじませてぼかす。

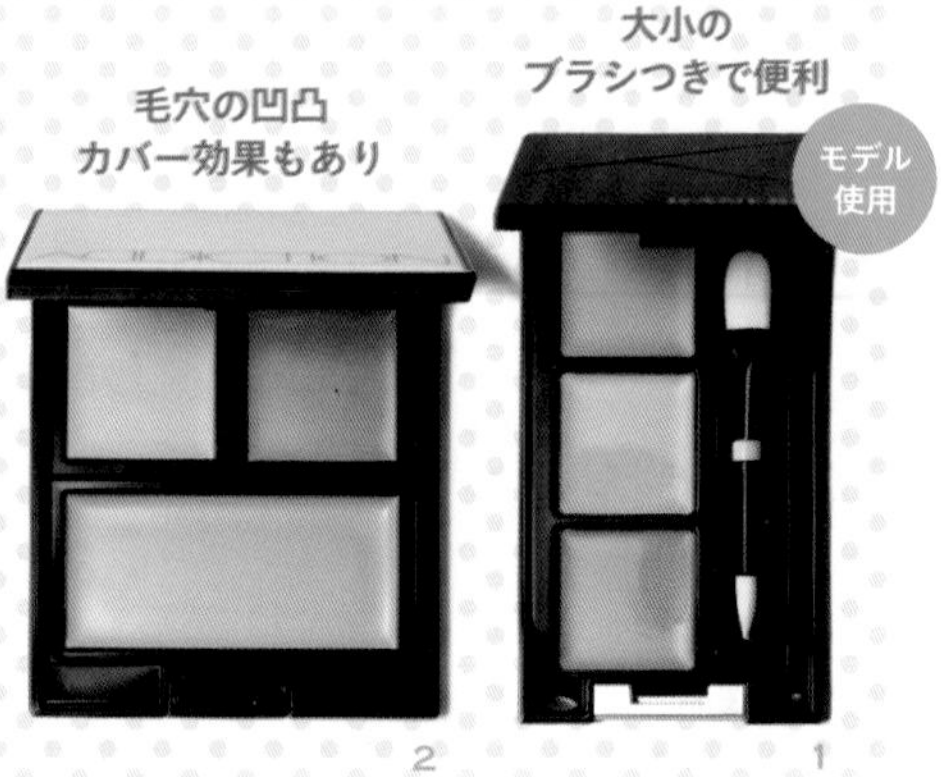

複数色入ったパレットタイプなら、自分にぴったりの色を作ることができる。くまやシミのカバーにも使えて便利。
1 KANEBO コンシーラーコンパクト ￥6000／カネボウインターナショナルDiv.　2 パーフェクト コンシーラー コンパクト ￥4500／アディクション ビューティ

4 フェイスパウダーで目くらまし

仕上げに、色がつかないフェイスパウダーを顔全体に。ソフトフォーカス(ぼかす) 効果で毛穴の凹凸をふわっとカバーしてくれます。テカリを抑えて美肌に見せる効果もあるので、毛穴が目立つ人には欠かせないアイテム。

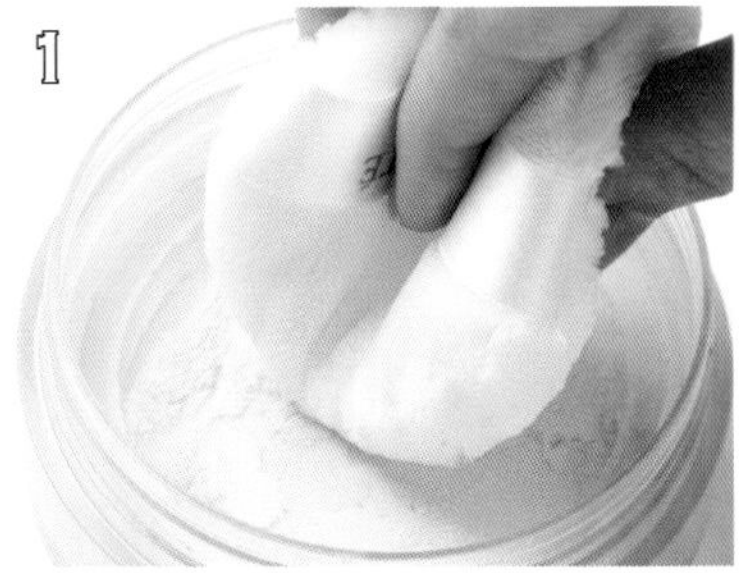

フェイスパウダーをパフにとる

パウダーを付属のパフの1/3面にとる。全面にとってしまうとつけすぎになるので注意。

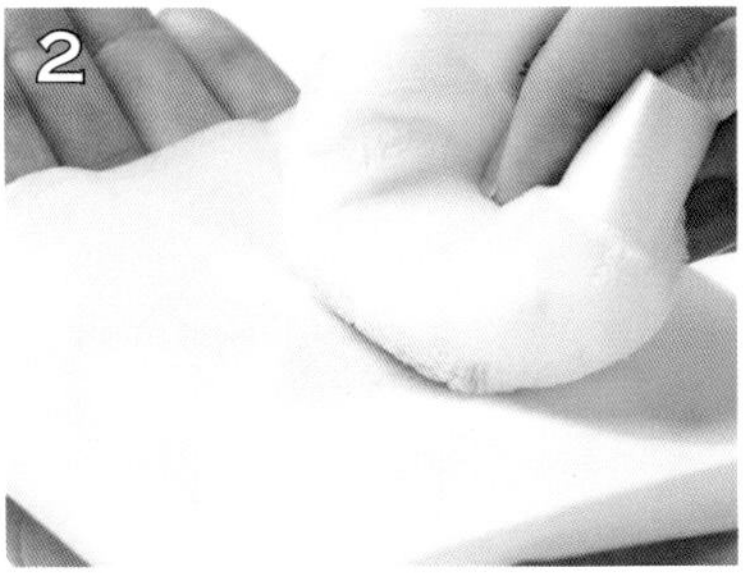

ティッシュの上で量を調節

手のひらにティッシュペーパーを置き、パフを押しつけるようにしてパウダーを毛足に含ませる。

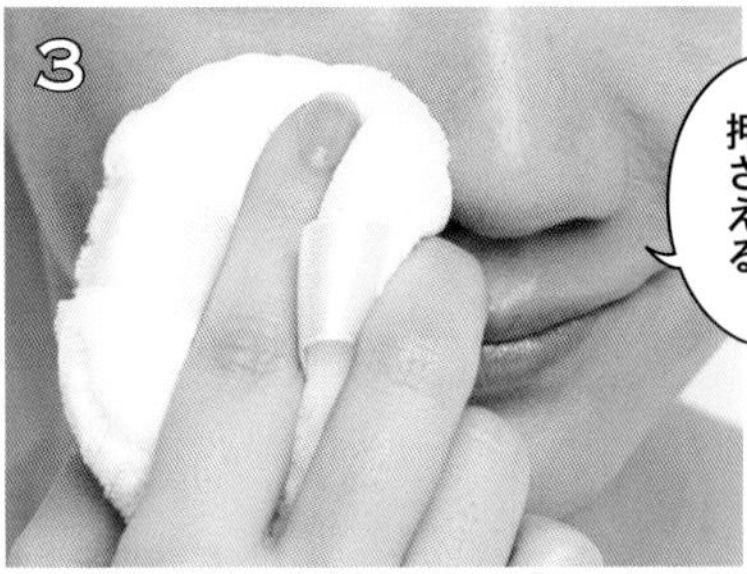

毛穴の目立つ部分からつける

鼻の周りや額など、詰まり毛穴が目立つ部分からポンポンとつけ、余ったものを顔全体に。

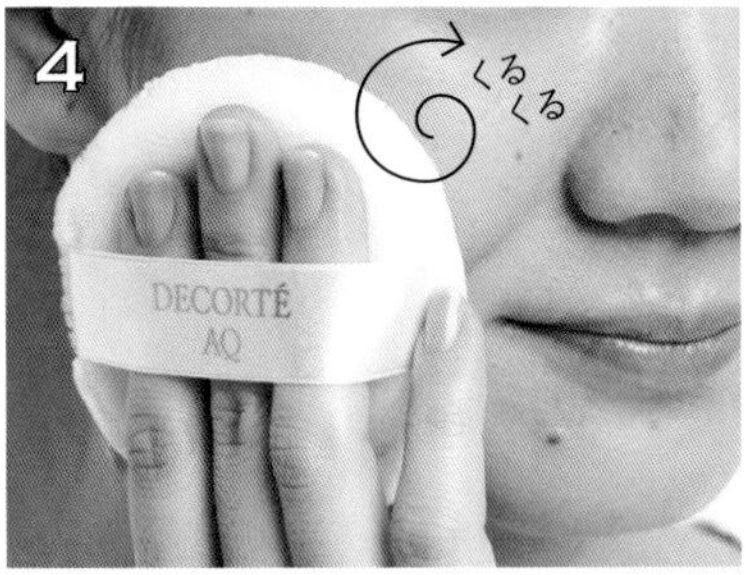

仕上げにパフで磨くと美肌に

最後に、パフで顔全体をくるくると軽く磨くようにすると、パウダーがなじんできめ細かく。

肌を自然に明るく見せ ほんのりツヤ感も

何もつけていないように サラサラの透明タイプ

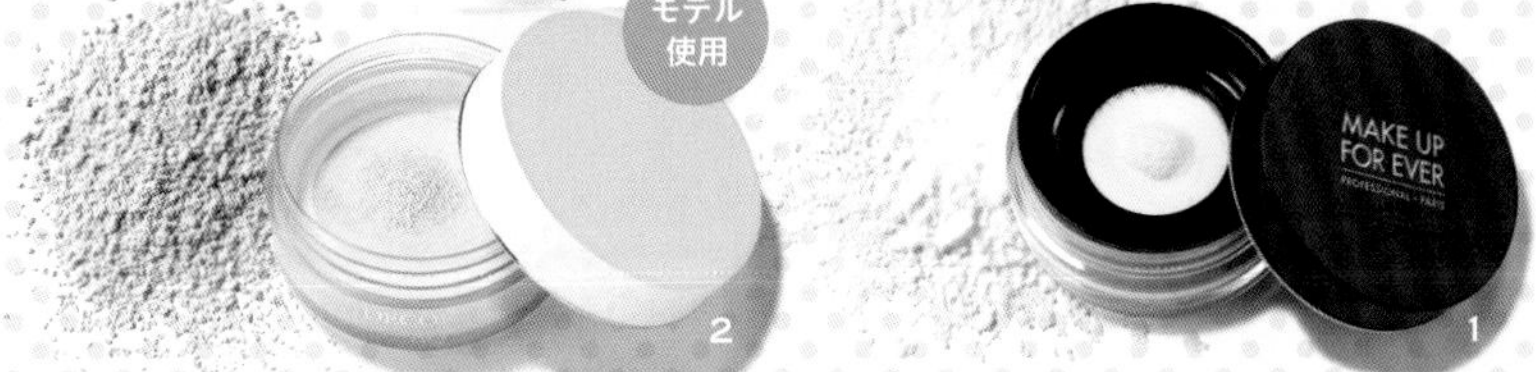

毛穴が目立つ肌には、パールが入っていないパウダーが◎。1ソフトフォーカス効果で毛穴の凹凸やトラブルをカバー。ウルトラHDルースパウダー 8.5g ￥4500／メイクアップフォーエバー　2肌の内側から輝くような明るさを引き出す。AQ フェイスパウダー 30g ￥12000／コスメデコルテ

詰まり毛穴の毛穴レスメイク完成！

毛穴の黒ずみが気になる……

小鼻にも鼻の頭にも黒ずみ毛穴がびっしり。皮脂が多いのでテカリも目立ちます。人の視線が気になり、ついファンデーションを全体にがっつり厚塗りしてしまいたくなる……。

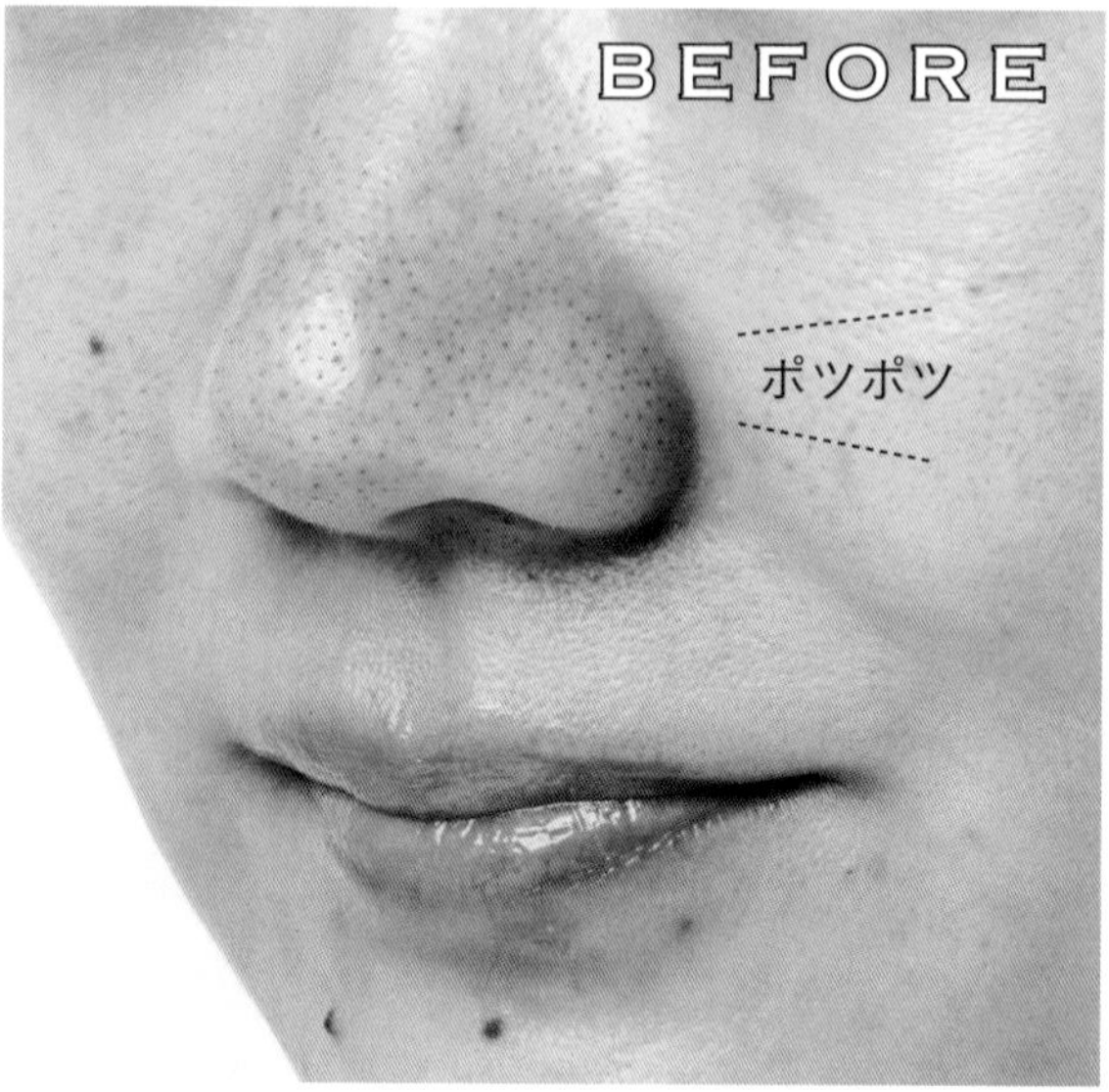

↓

厚塗り感なしで点々が消えた！

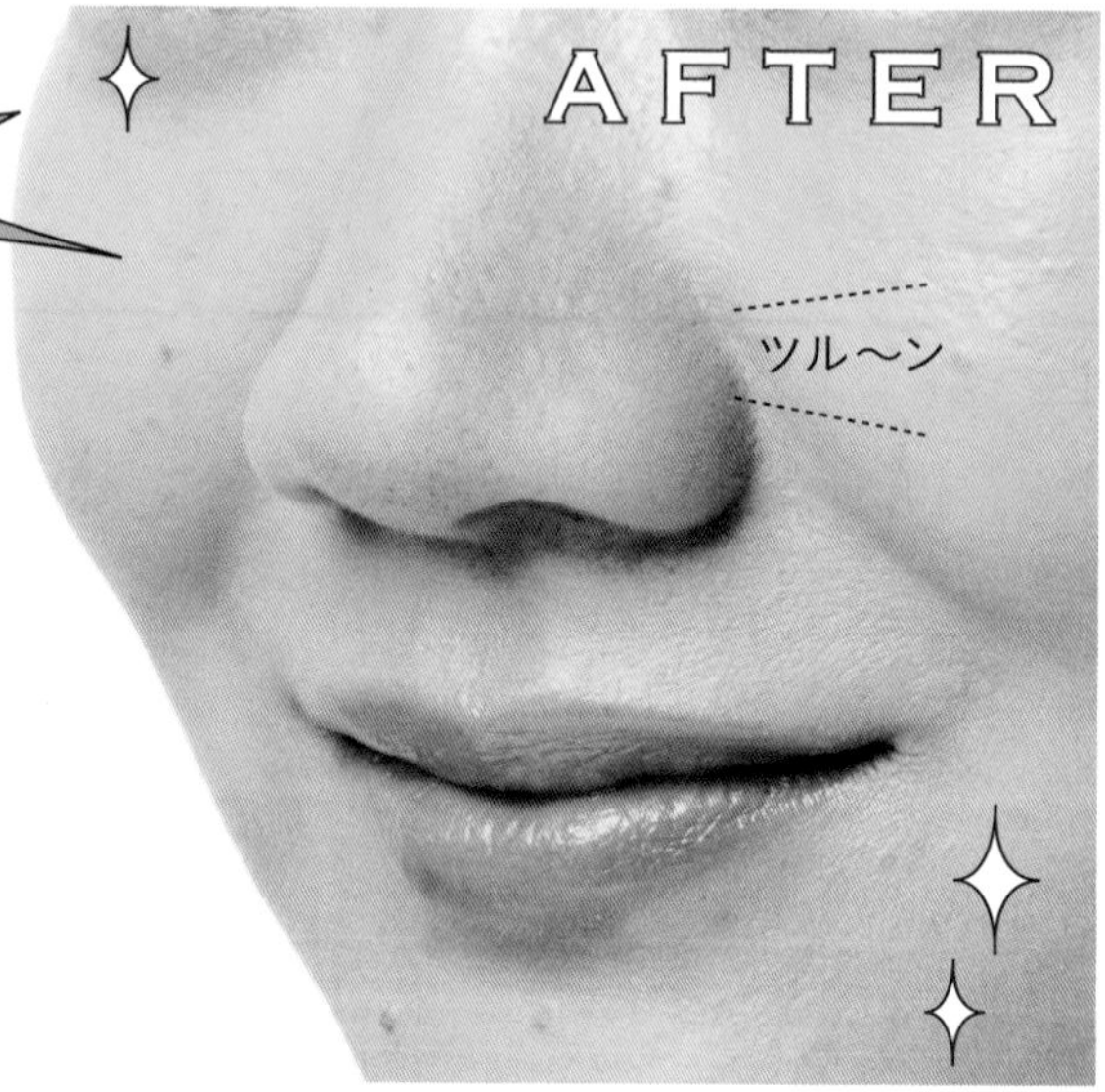

毛穴の凹凸を下地でならしてからファンデーションを丁寧に塗ることで、厚塗り感なく毛穴をカバーすることに成功！　肌にしっかりメイクが密着し、くずれ防止効果も。

＊写真に修正は一切加えていません。

COLUMN

チークを入れるならパウダー一択

パウダーは、その一粒一粒が受けた光を跳ね返して乱反射が生まれるため、毛穴をぼかすソフトフォーカス効果があります。チークをつけるのは毛穴が目立ちやすい部分。毛穴が気になる人はパウダーチークを選んで。

1 赤みが強くないベージュ系で自然な血色を

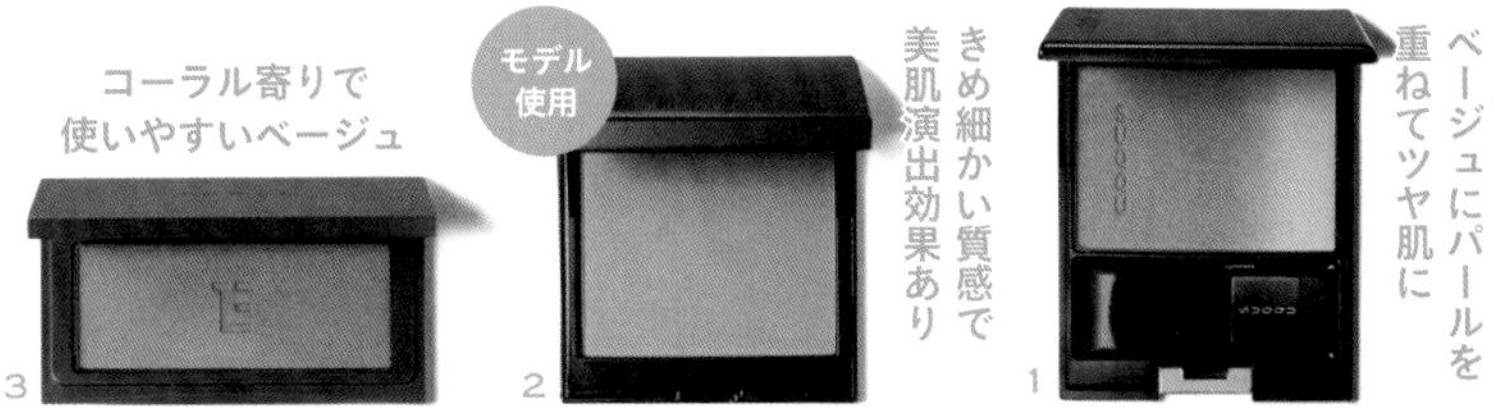
コーラル寄りで使いやすいベージュ
3
モデル使用
2
きめ細かい質感で美肌演出効果あり
1
ベージュにパールを重ねてツヤ肌に

毛穴の赤みが気になるのでチークはつけない、という人もいると思いますが、骨格の立体感を引き立たせるためにつけたほうが◎。ベージュ系なら赤みを目立たせず、程よい血色感と立体感を引き出して、肌をキレイに見せてくれます。1ピュア カラー ブラッシュ 09 ¥5500／SUQQU 2ブラッシュ カラー インフュージョン 06 ¥3500／ローラ メルシエ 3チーキーシークブラッシュ 08 ¥3000／THREE

2 肌触りのいい大きめブラシを使う

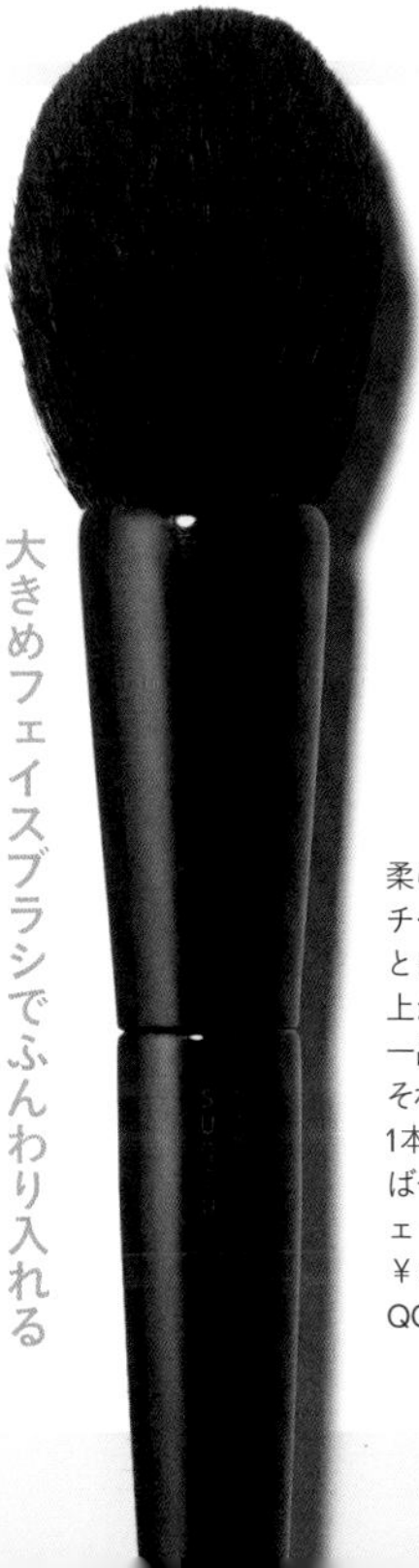

大きめフェイスブラシでふんわり入れる

柔らかい肌触り、チークがふわっと自然につく仕上がりは、天下一品！ 価格もそれなりですが、1本手に入れれば一生もの。フェイスブラシ ¥30000／SUQQU

ココに入れる

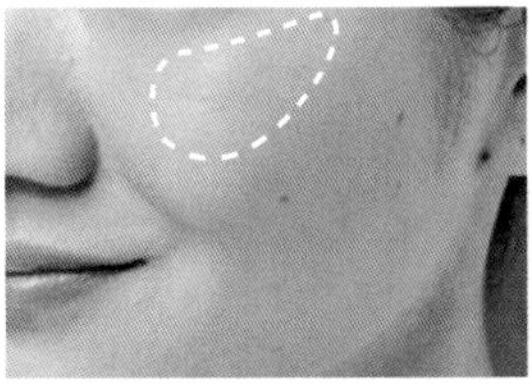

頬骨の高い部分から目尻の延長線上に向けて、まが玉形に入れるのが基本形。

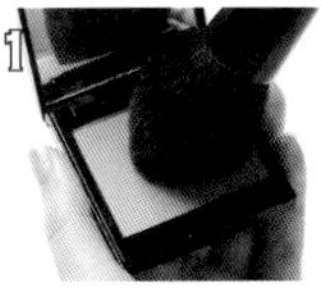

1 ブラシの内側までチークを含ませる

チークブラシの先端をチークの表面にあて、くるくると動かしてブラシの内側までチークを含ませる。

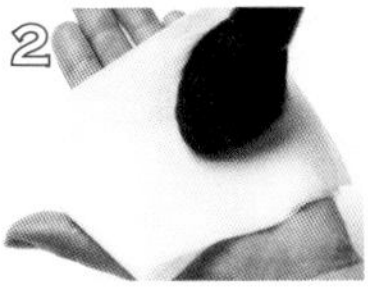

2 ティッシュペーパーの上で量を調節

手のひらにティッシュペーパーを置き、ブラシを転がすようにして、つきすぎたチークをオフする。

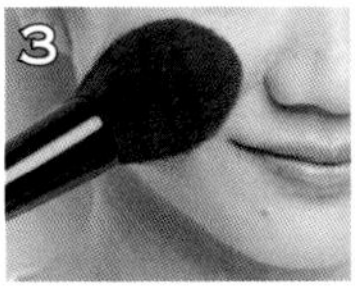

3 頬の高い部分から入れる

ニコッと笑って高くなる部分にブラシをあて、外側に向けて斜め上にブラシを動かす。何度か繰り返して適度に色づける。

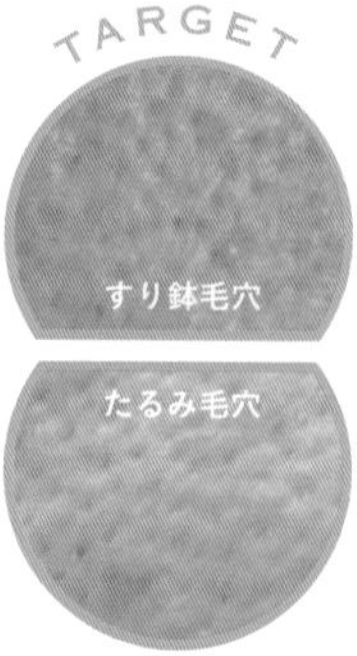

すり鉢&たるみ毛穴の毛穴レスメイク

毛穴が炎症を起こしたすり鉢毛穴と、ハリを失って開いたたるみ毛穴はどちらも〝開いている〟状態で、カバー方法は同じ。穴を埋め、パウダーファンデーションを表面に密着させてぼかします。

1 大きな穴を埋める 部分用下地で凹凸をならす

まずは凹んだ大きな毛穴を、固形の部分用下地で埋め、肌をフラットに整えます。落ちにくいシリコンオイルベースのものではなく、洗顔料でも落とせて毛穴に残りにくい、植物性素材やミネラルベースのものを選んで。

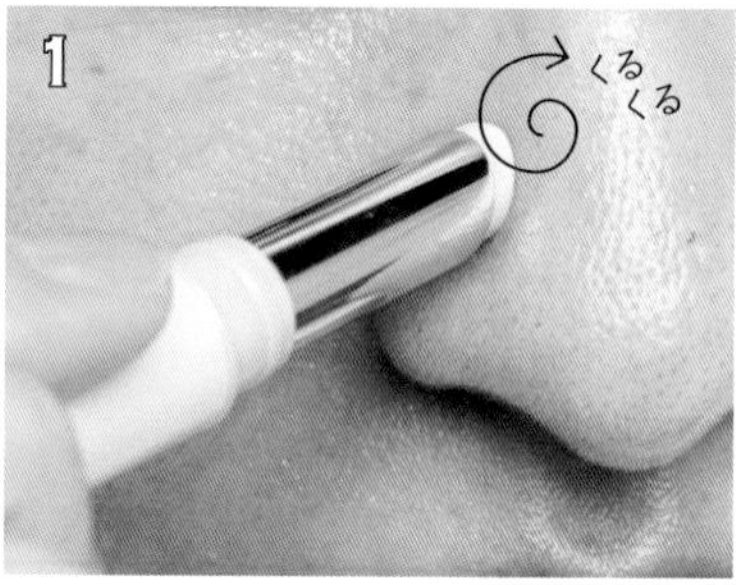

毛穴の気になる部分に塗り込む

部分用下地を直接（または指で）、気になる部分に、毛穴へ押し込むようにくるくると塗る。

←

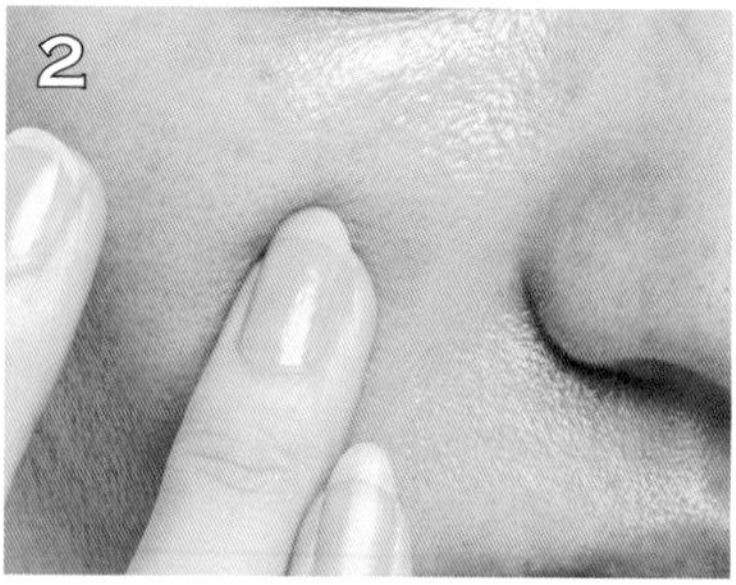

指で表面を整えるようにならして

指の腹で表面をならすように整える。下地が肌に密着してさらっとした感触になればOK。

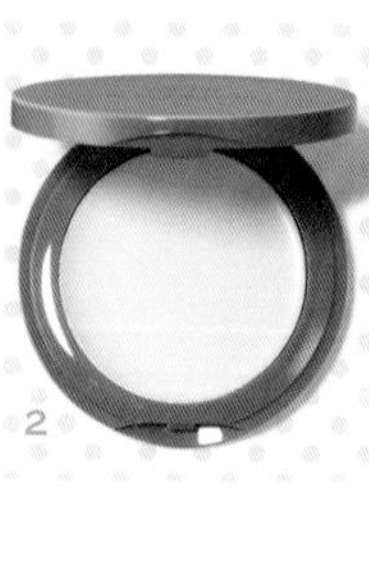

2

淡いミントグリーン色で赤みをカバー

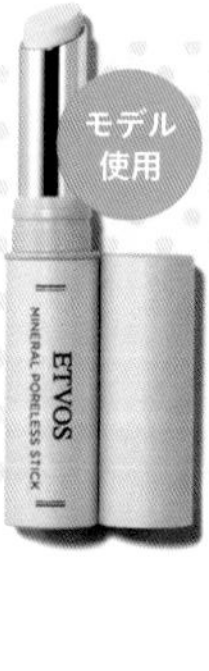

1

モデル使用

大きな凹凸も黒ずみもしっかりカバー

どちらも、ミネラル成分のシリカが主成分。毛穴を埋め、皮脂を吸収してさらっとした肌をキープしてくれる。1 塗る脂とり紙のように皮脂を抑えてくれる。ミネラルポアレススティック ¥2500／エトヴォス　2 淡いグリーンが赤みを抑え、透明感のある肌に。オンリーミネラル N by ONLY MINERALS ミネラルクリアスムーザー ¥2700／ヤーマン

2 カバー力のある下地を顔全体に

部分用下地の後は、全顔用の下地を。使うのは、淡いベージュ色で凹凸をなめらかに整える効果もあるタイプ。下地で肌のくすみや凹凸をある程度カバーしておくと、後に重ねるパウダーファンデーションをごく薄く仕上げることができ、自然な印象になります。休日のメイクならここまででも充分。

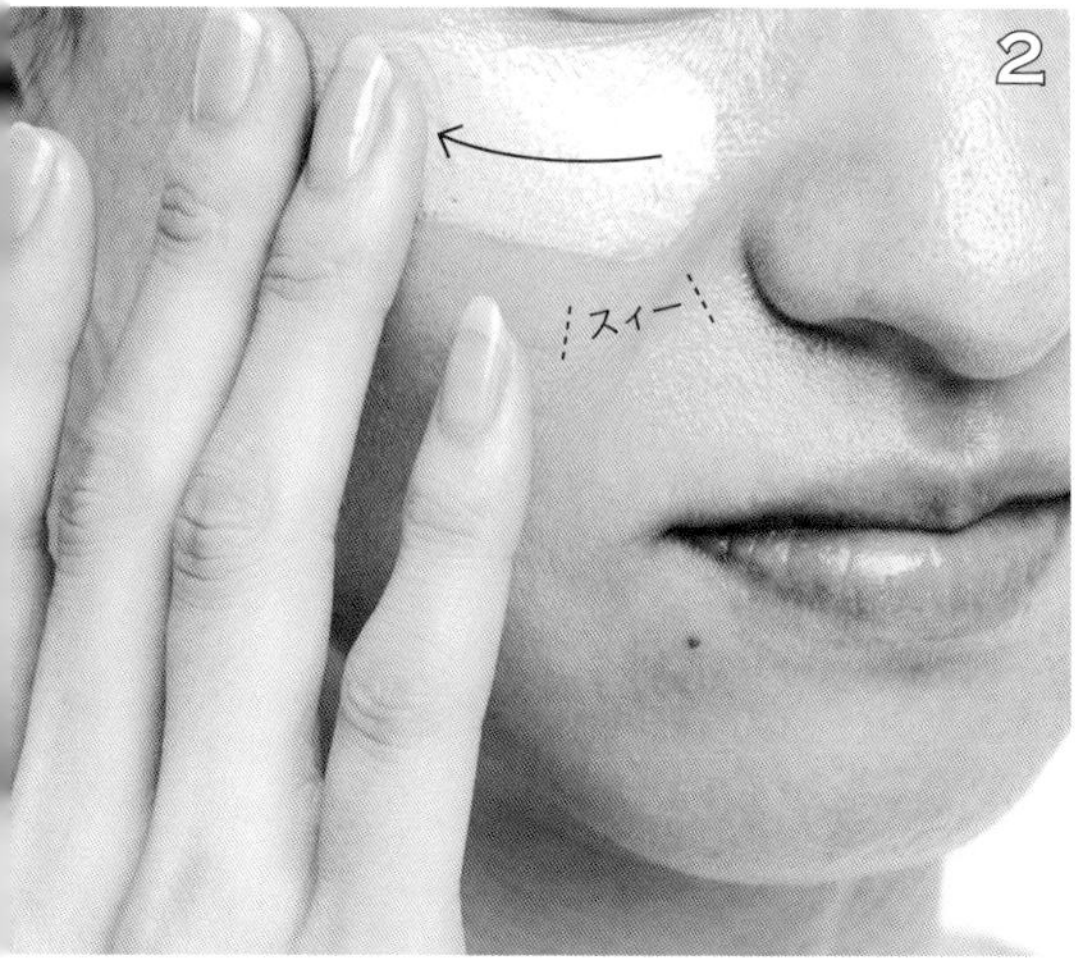

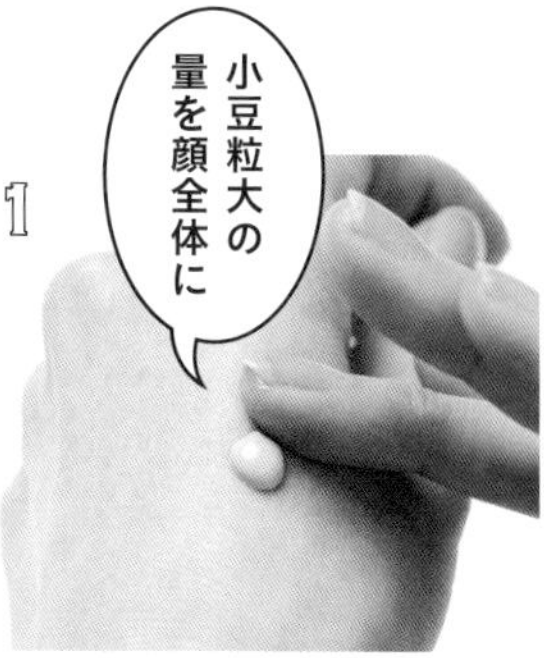

手の甲に適量の下地をとる

手の甲に小豆粒大の下地をとる。多すぎると厚塗り感が出て、少ないとムラになるのでこの量を守って。

頬から顔全体にムラなく塗る

指の腹に少しずつとり、まずは面積の広い頬の内側から外側に向けて塗る。続けてTゾーン、目元や口元の順に薄く。

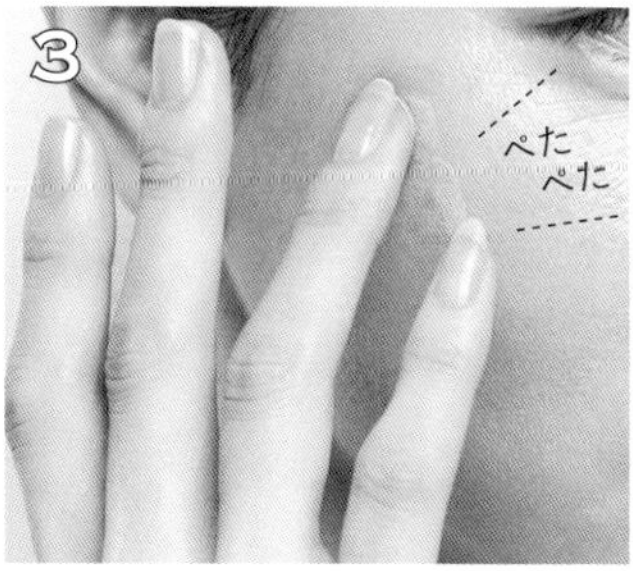

色ムラが気になる部分には少量を重ねてカバー

シミやくすみ、色ムラが気になる部分には少量を指の腹で重ねてカバーしておくと、ファンデーションの厚塗り防止に。

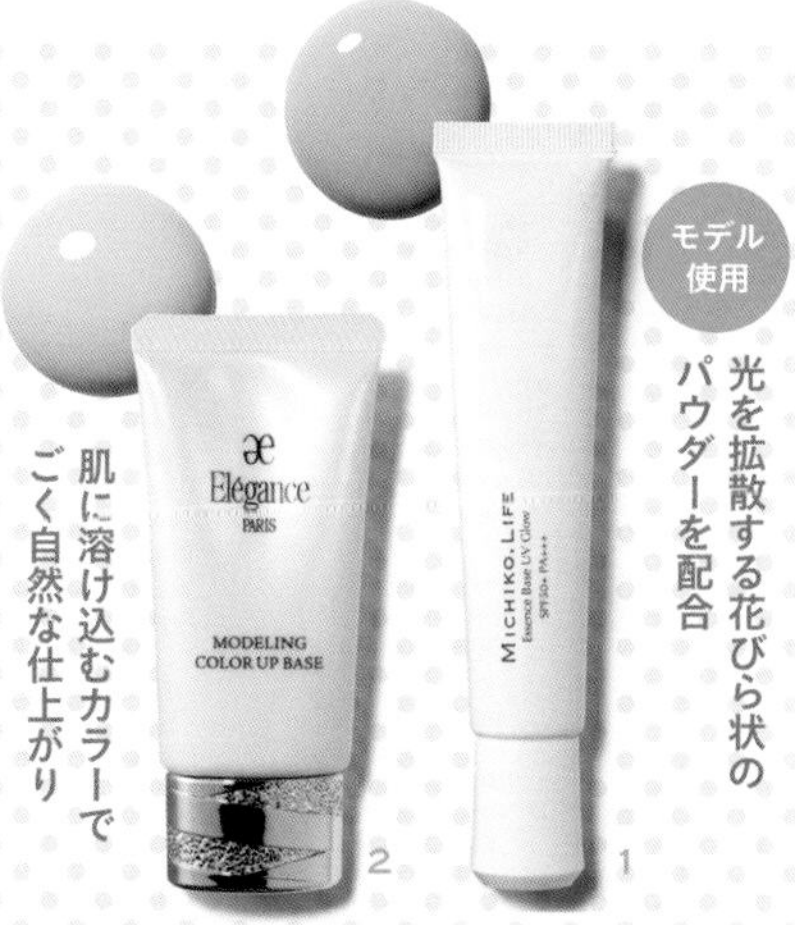
モデル使用
光を拡散する花びら状のパウダーを配合
肌に溶け込むカラーでごく自然な仕上がり
Elégance
PARIS
MODELING
COLOR UP BASE
MICHIKO.LIFE
2
1

1肌にあたる光を細かく乱反射し、毛穴レスな印象を作ってくれる。MICHIKO.LIFE エッセンスベースUV グロウ SPF50+・PA+++ 30g ¥5000／エクロール
2自然な明るさと素肌のようなツヤが出る。モデリング カラーアップ ベース BE902 SPF25・PA++ 30g ¥4500／エレガンス

3 パウダーファンデでふわりと隠す

最後にパウダーファンデーションをふわっと重ね、粉のソフトフォーカス効果で毛穴の目立ちにくい肌に整えます。力を入れず、スポンジが肌に軽く触れる程度の圧力で塗るようにすると、下地がヨレずキレイに仕上がります。

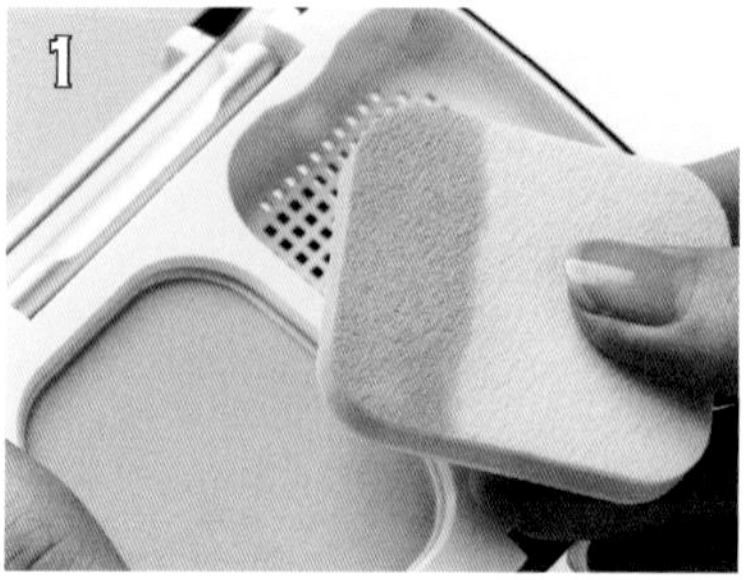

スポンジの1/3面にとる

ファンデーションを、付属のスポンジの 1/3 面にとる。この量で半顔分。

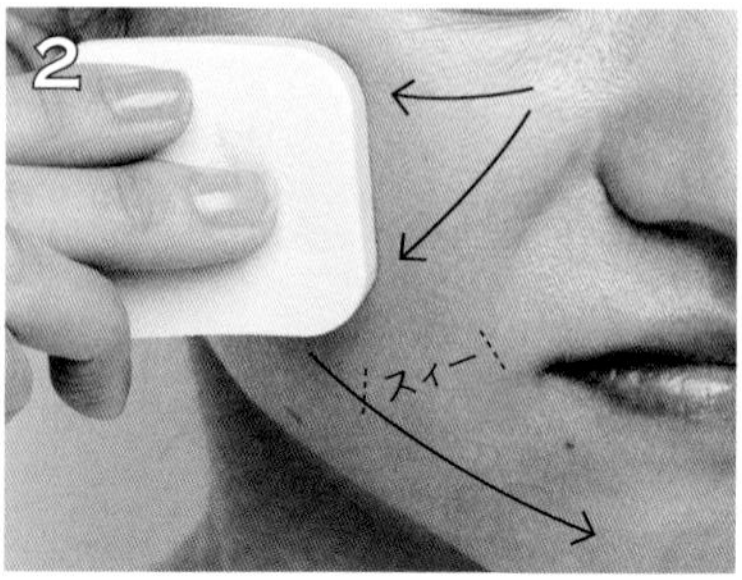

顔の内側から外側に向けて塗る

スポンジを頬の内側から、外側に向けて動かす。あご、額にものばして。もう半顔も同様に塗る。

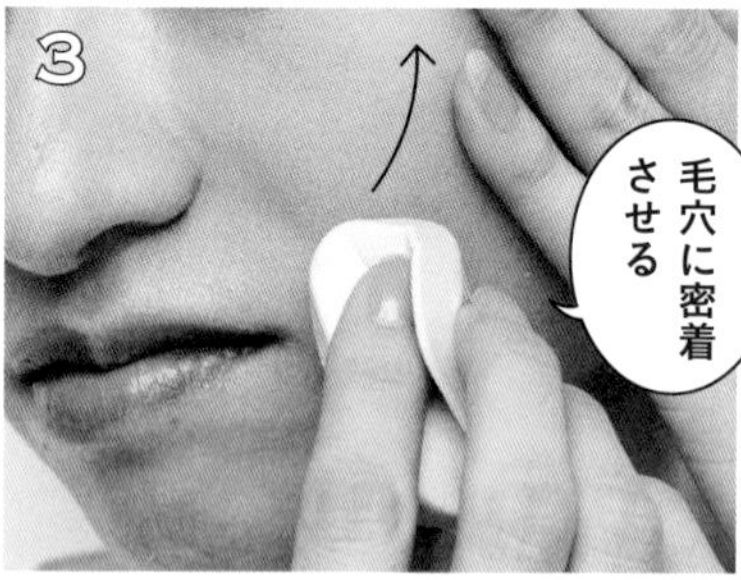

頬の開いた毛穴をカバーする

スポンジにファンデを足さず、頬を軽く引き上げて、スポンジで下から上になでるように。

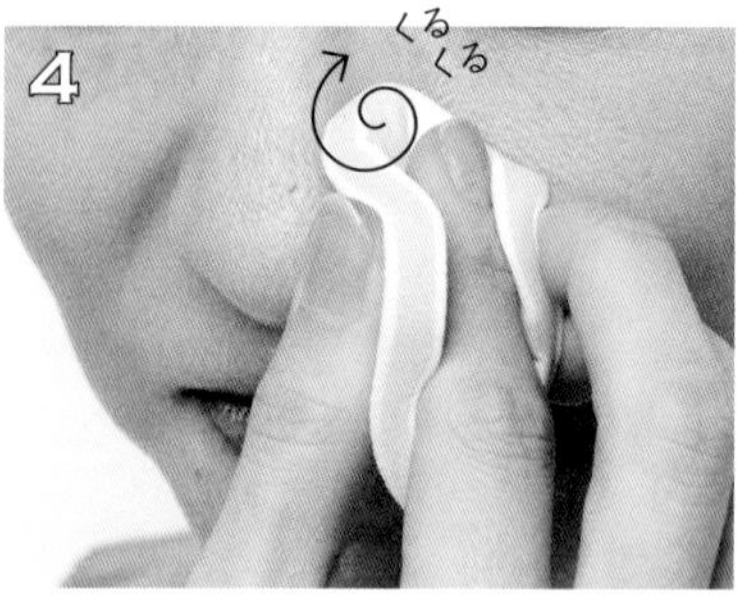

鼻の毛穴は円を描くようにカバー

スポンジの角で鼻のすり鉢毛穴をくるくる磨くようにしてカバー。

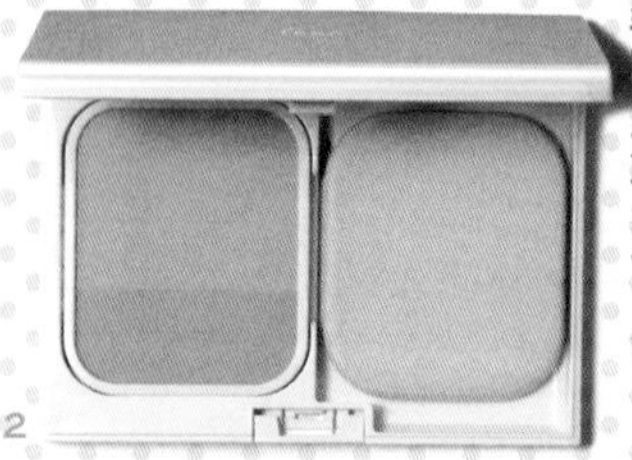

2

ふわふわのパウダーが毛穴をカモフラージュ

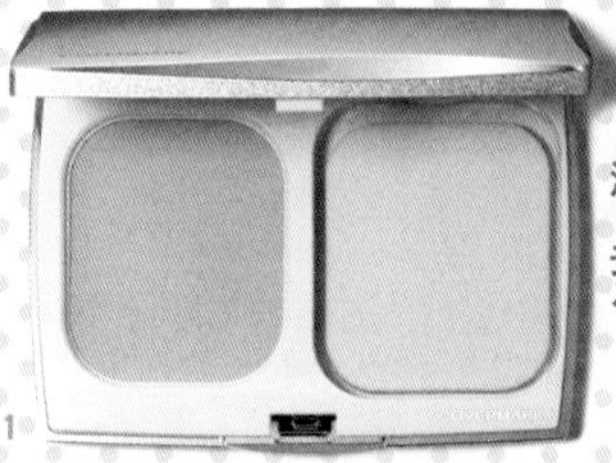

1

モデル使用

薄づきなのに毛穴に密着して消し去る!

1 細かいパウダーが吸いつくように密着して、毛穴の凹凸をカバー。シルキー フィット SPF32・PA+++ 全9色 各￥5500（ケース込み）／カバーマーク　2 金平糖のような形のパウダーが肌にふわっとついて、凹凸を目立たせない。パウダー ファウンデイション N SPF25・PA++ 全6色 各￥5500（ケース・スポンジ込み）／イプサ

SPECIAL 特別な日だけ

4 ファンデをブラシで毛穴に密着させる

コンシーラーブラシにファンデーションをとる

P102の手順でファンデーションを顔全体にスポンジで塗った後、コンシーラーブラシの先に少量とる。

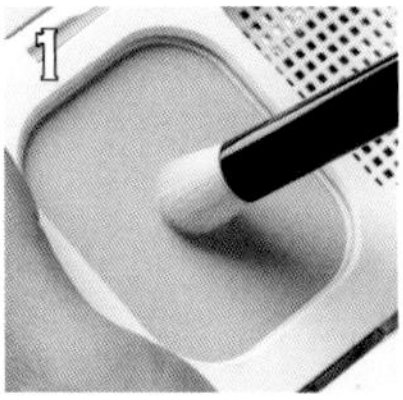

夕方まで毛穴レスな状態を絶対にキープしたい！ という日は、コンシーラーブラシを使ってファンデを密着させるという奥の手も。ただし、ブラシの毛先は毛穴に刺激を与えるので、ここぞという日だけにしましょう。

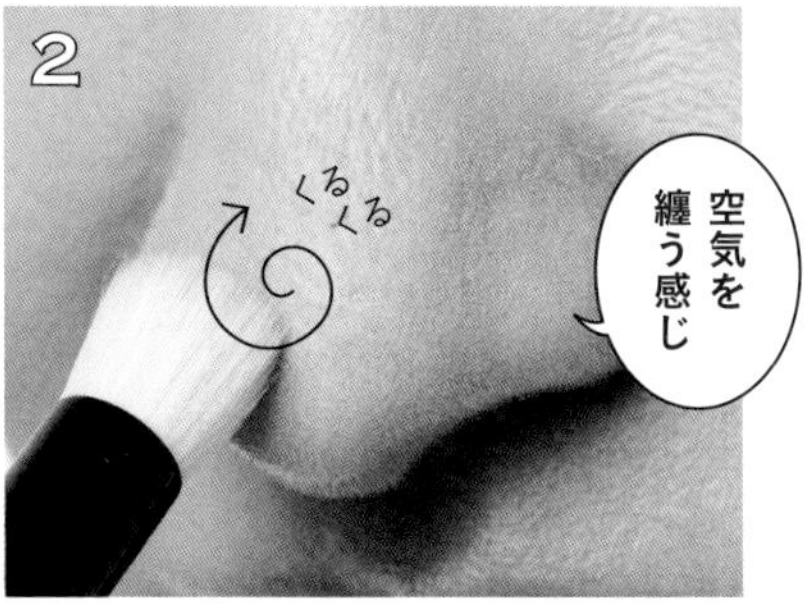

毛穴が気になる部分に優しく円を描くように塗る

鼻の毛穴に軽い力でくるくると円を描くように塗る。毛穴の凹凸にファンデーションが密着し、つるんとなめらかに。

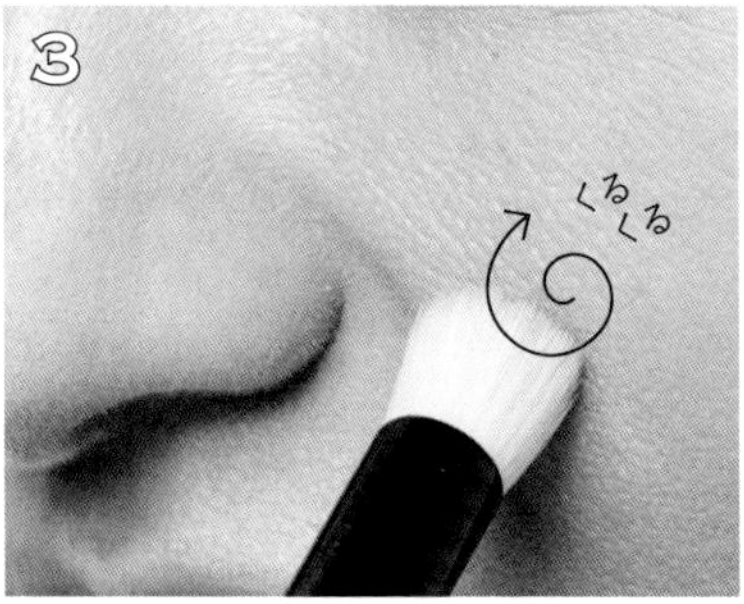

頬のたるみ毛穴には下から上にくるくると

頬のたるみ毛穴は表面がやや下を向いているので、下から上に円を描くように塗ると均一につく。

CHECK!

パウダー系のアイテムが毛穴を目立たなくする仕組み

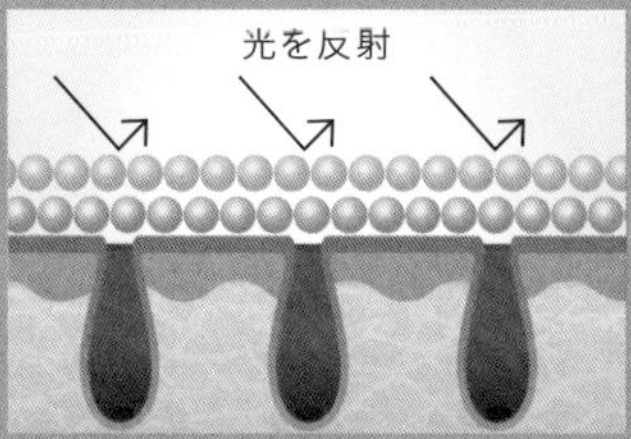

光を乱反射することで凹凸をぼかす

パウダーファンデーションやフェイスパウダーは、粉の粒子ひとつひとつがそれぞれ光を反射します。肌表面に生まれた大量の光の乱反射が、凹凸や色ムラをぼかしてくれます。

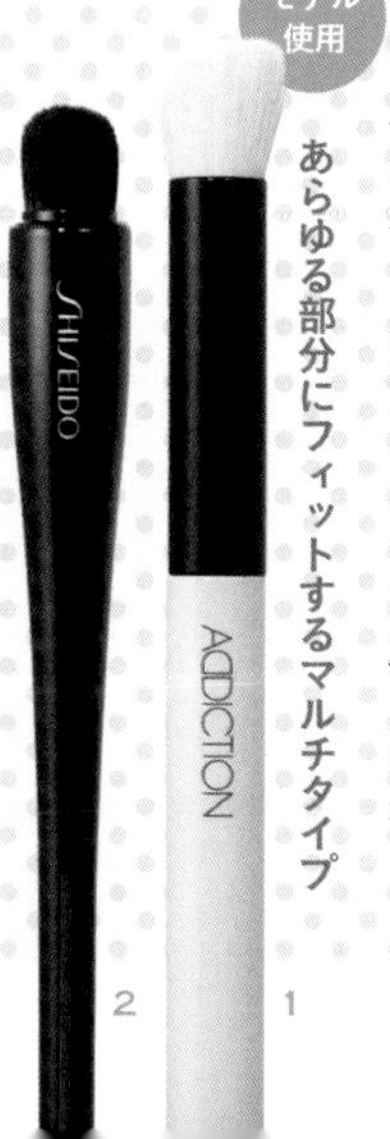

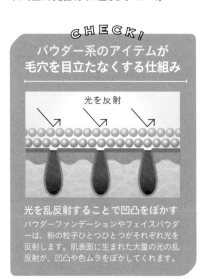

モデル使用

あらゆる部分にフィットするマルチタイプ

筒状の筆先が細かい部分も狙い通りに

1 程よいサイズで先端が細くなっているので、オールマイティ。フィンガーコンシーラーブラシ ¥3600／アディクション ビューティ 2 パウダー状のアイテムにもクリーム状のアイテムにも使える。TSUTSU FUDE コンシーラーブラシ ¥2500／SHISEIDO

すり鉢&たるみ毛穴の毛穴レスメイク完成！

鼻にも頬にも毛穴の存在感が……

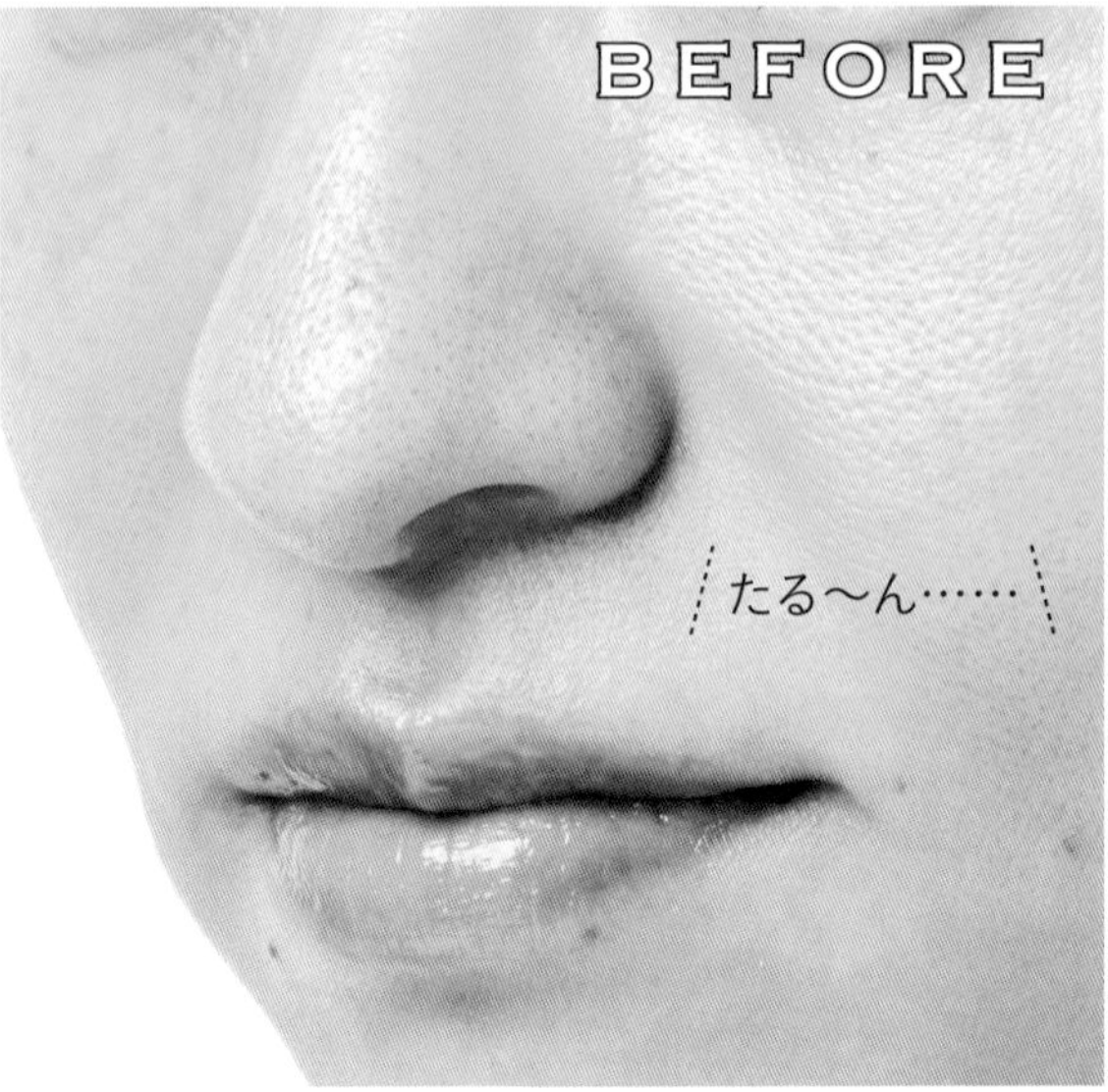

過剰な皮脂による鼻のすり鉢毛穴がボコボコと目立つ肌。頬にはすり鉢毛穴とたるみ毛穴が混在していてなめらかさがなく、ツヤも出にくい状態です。

↓

凸凹がふんわりと目立たなくなった！

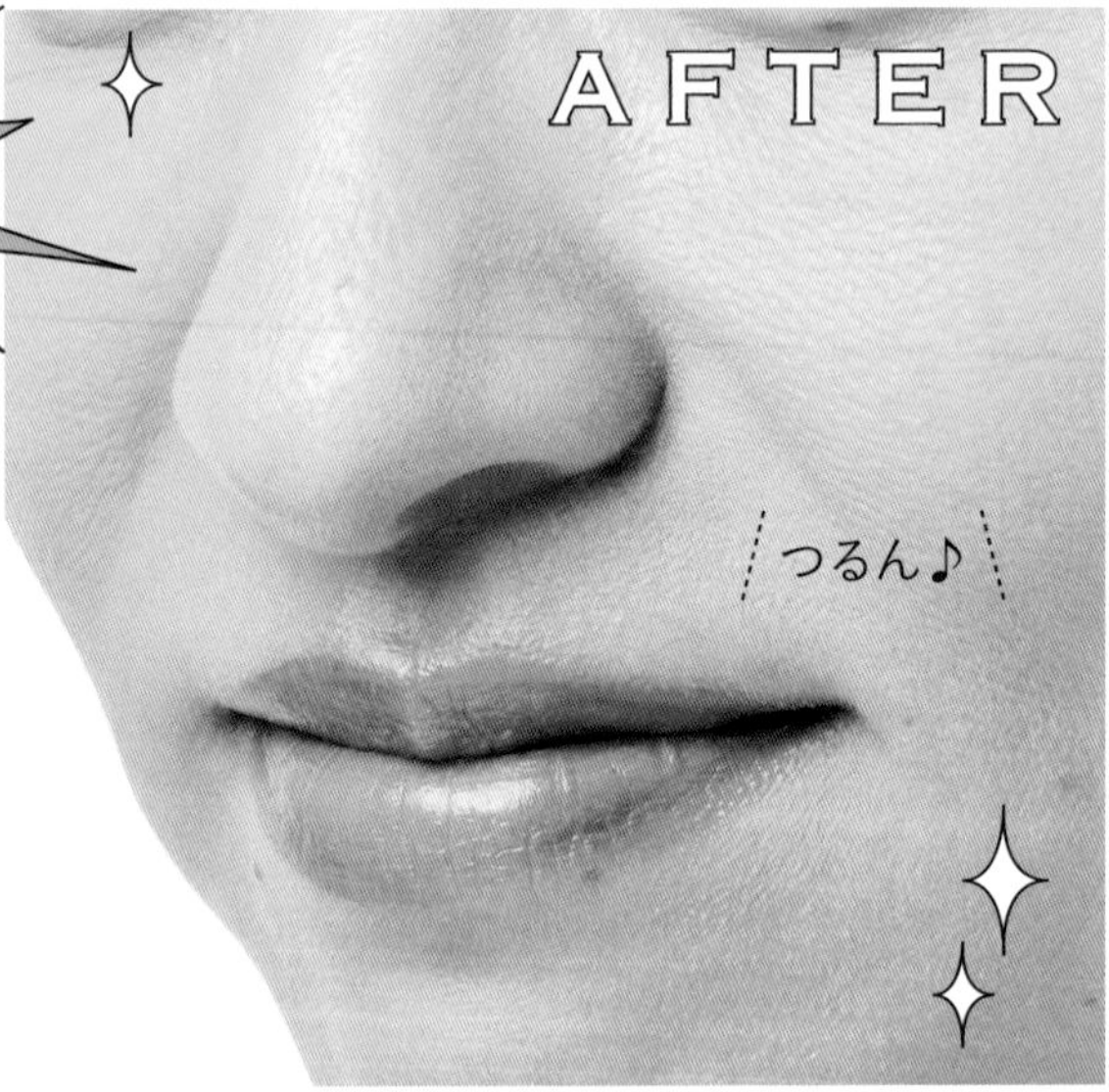

部分用下地で大きな凹みを埋めた後に全顔用下地でさらにカバーし、仕上げにパウダーファンデーションをふわり。見事に凹凸が隠れ、ナチュラルなのに別人級のつるん肌に！

＊写真に修正は一切加えていません。

赤みは〝色〟なので、カバー力の高いコンシーラーの〝色〟で覆い隠してカバーするのがベストです。時間が経ってもヨレたり浮いたりしない塗り方を、悩み別にご紹介します。

COLUMN

赤くなった毛穴やニキビはどう隠す？

1 小鼻の赤みにはコンシーラーを薄くなじませる

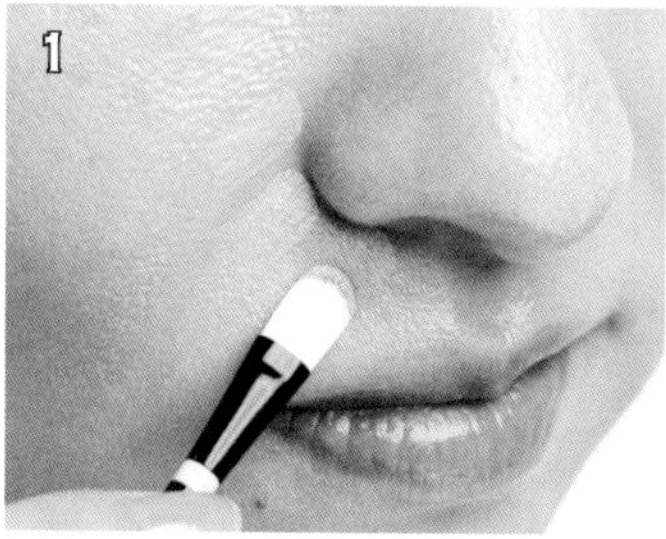

コンシーラーを小鼻の脇に塗る
コンシーラー(P96)を手の甲で混ぜ、肌と同じ色を作る。小鼻の外側に、猫のひげを描くような感覚でライン状にのせる。

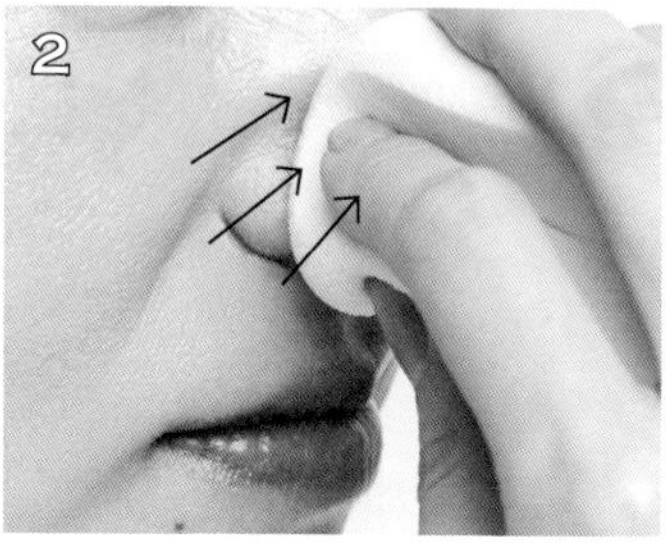

スポンジで内側に向けてぼかす
スポンジを使い、のせた部分をトントンとたたくようにして小鼻周囲の赤みをカバー。スポンジで小鼻まで塗り広げてカバーする。

2 ニキビは周囲までカバー、パウダーファンデでフタを

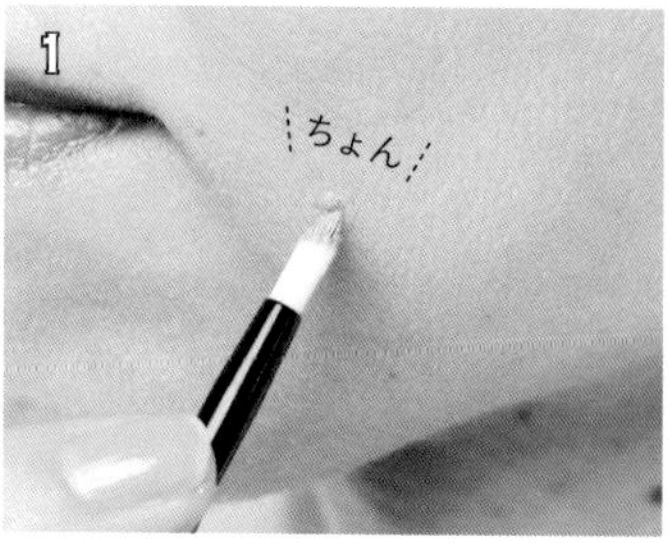

ニキビの周囲までコンシーラーを
盛り上がったニキビは、やや広範囲にコンシーラー(同上)をブラシで塗り、周囲となじませるようにカバーする。

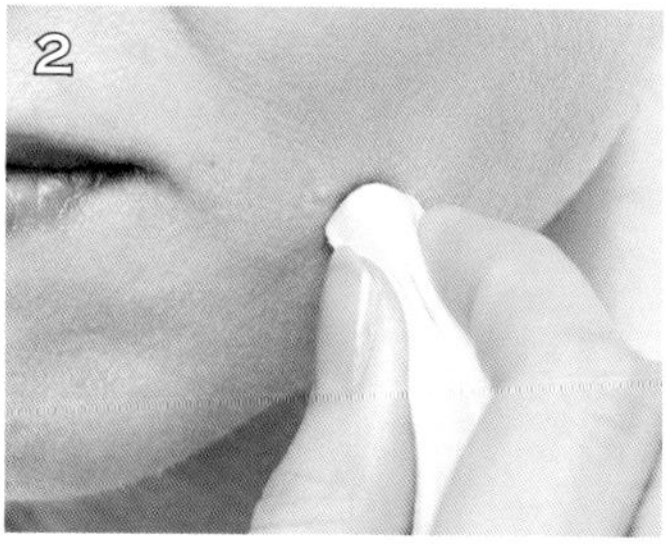

パウダーファンデをスポンジで重ねる
仕上げにパウダーファンデーション(P102)またはフェイスパウダー(P97)をスポンジの角にとり、コンシーラーを塗った部分に重ねる。

こんな小技もある！

ペンシルコンシーラーで仕上げにカバーする手も
赤みが出ている部分の面積が小さい場合、太いペンシルタイプのコンシーラーで塗りつぶすようにカバーする手も。ベースメイクが完成した後、気になる部分だけ優しく塗りつぶします。シミにも使える便利なテクニック。

世にも哀しき〝毛穴落ち〟

朝は完璧に隠したつもりだったのに、ふと気づくと毛穴が丸見え！　むしろメイクする前よりも目立ってる……!?　なんて経験、誰しもあるでしょう。私たちが生きていて、日中活動している以上、メイクくずれは避けて通れるものではありません。

たとえば、床をキレイに拭いてワックスをかけたとしても、しばらく経つとワックスは薄れ、隠れていた傷は目立つようになってしまいます。これは、歩いたり拭いたりすることで摩擦が生じるから。顔も、目をこすったり鼻をかんだりほおづえをついたり、髪が顔に触れたりと、それこそ数分おきに頻繁に摩擦が起きています。すると、毛穴の凹みに入ったファンデーションは取れず、表面のものだけが薄くなってしまう、いわゆる〝毛穴落ち〟状態になるのです。

さらに、毛穴は皮脂や汗を分泌しています。それらの分泌物とファンデーションが混ざってくずれ、毛穴の凹み部分に池のようにたまってしまうということも起こります。

ファンデーションが毛穴落ちしたとき、ただ上から塗り重ねてもキレイな仕上がりにはならず、むしろ毛穴のファンデーションが目立って肌色の水玉になってしまいます。また、皮脂と混ざって毛穴落ちしたファンデーションは角栓の原因にもなるので、一度気になる部分をオフしてすっきりさせてから塗り直すのがベストです。

毛穴が目立ってきた部分はオフして塗り直すのが正解

また、毛穴落ちではないものの、小鼻の詰まり毛穴がメイクして時間が経つと復活してしまうことがあります。この場合も、盛り上がった毛穴の周りにくずれたファンデーションがたまっているので、一度オフしてから塗り直すほうがいいでしょう。

それぞれの毛穴メイクくずれにおすすめの方法を、P108〜109でご紹介します。毛穴悩みが複合的な場合は、P108のアイテムと方法を全顔に取り入れ、鼻の詰まり毛穴部分にはファンデーションをやや多めにつけてしっかりカバーして。

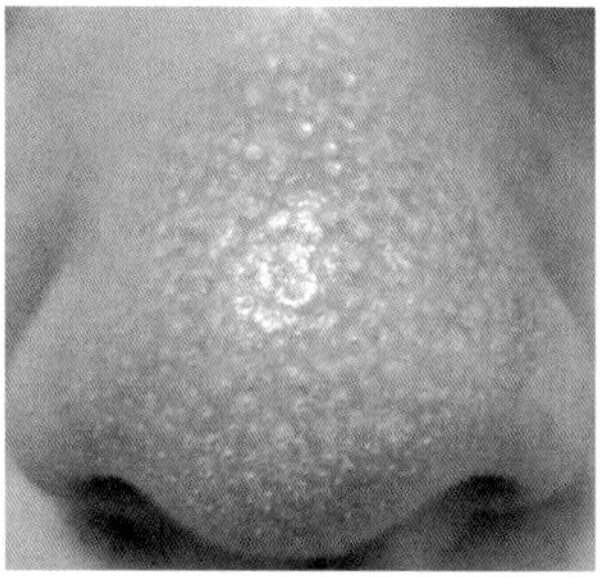

ファンデーションがくずれてしまい、すり鉢毛穴の中に残った〝毛穴落ち〟。

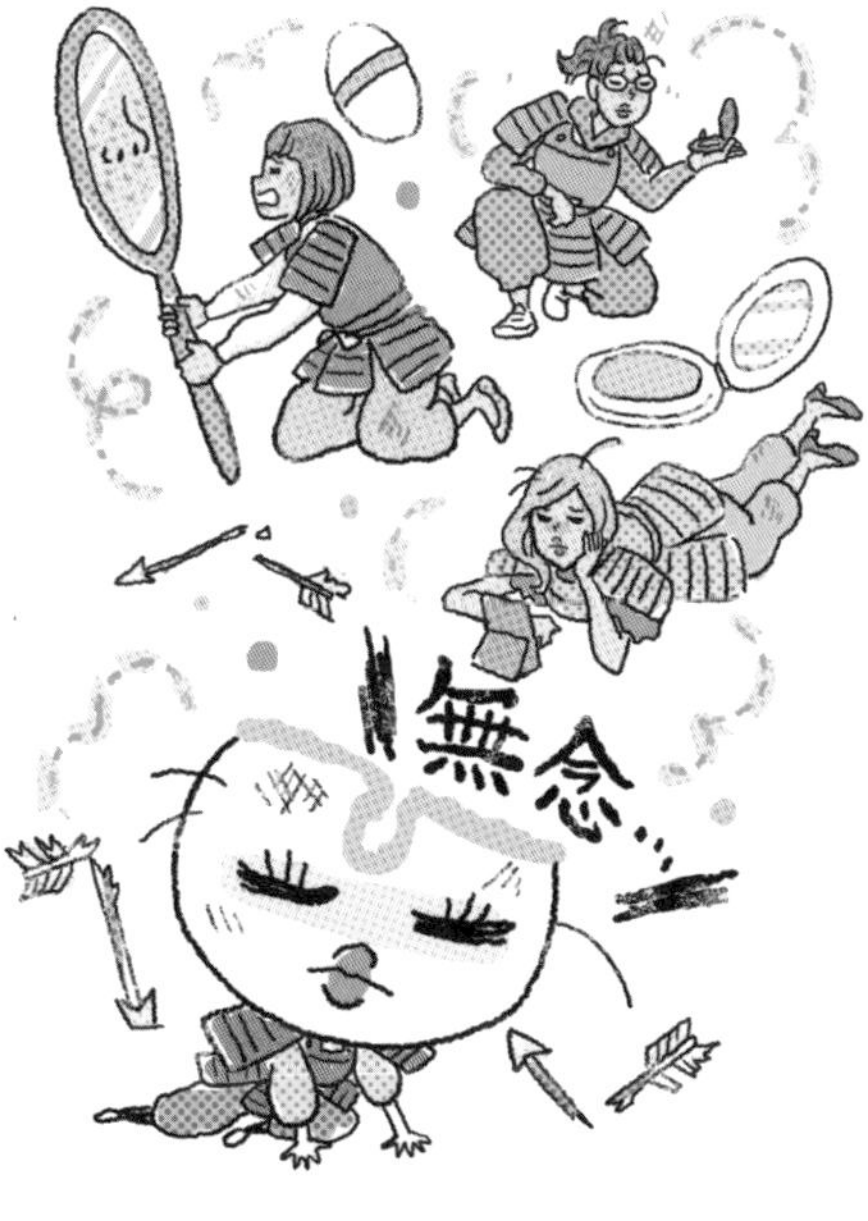

困ったときの化粧直し -1-

「毛穴落ちした！」

毛穴に落ちたメイクを拭き取り、パウダーファンデーションを塗り直してカバー。最短の 2 ステップで UV カットまでできる方法をご紹介します。

1 UVカット乳液でファンデをオフ

コットンと小さな UV カット乳液を携帯し、乳液をコットンに含ませて毛穴落ちした部分をオフ。同時に保湿と UV ケアまでできる、一石三鳥のテクニック。

1

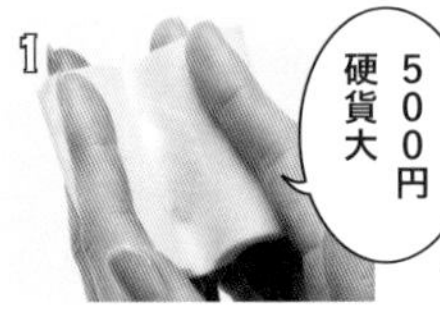

コットンに乳液を含ませる

コットン（薄く２枚にさいて使っても OK）に 500 円硬貨大の UV カット乳液を含ませる。

2

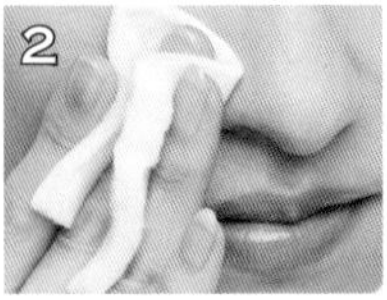

毛穴落ちを優しく拭き取る

毛穴落ちした部分を優しく拭き取りつつ、乳液をなじませる。境目は指でならし、なじませて。

モデル使用

保湿&UVカット&トーンアップ効果も

毛穴の凹凸をカバーする美肌乳液

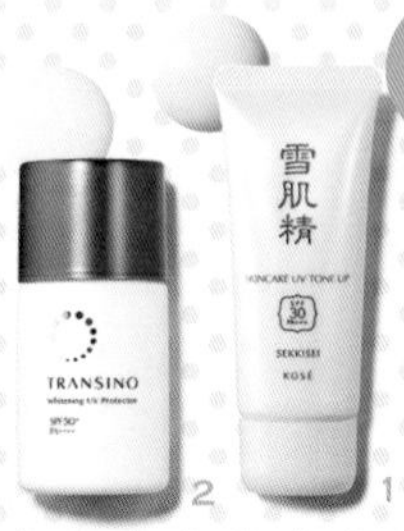

1 明るい透明感を演出するトーンアップタイプ。雪肌精 スキンケア UV トーンアップ SPF30・PA+++ 35g ￥1500（編集部調べ）／コーセー　2 ウォータープルーフタイプ。トランシーノ薬用ホワイトニングUVプロテクター［医薬部外品］SPF50+・PA++++ 30ml ￥2600（編集部調べ）／第一三共ヘルスケア

2 パウダーファンデでカバー

パウダーファンデーションはソフトなブラシつきのものを携帯用に選んで。ブラシで優しくなでるようにつけると、毛穴をうまくカバーできます。

1

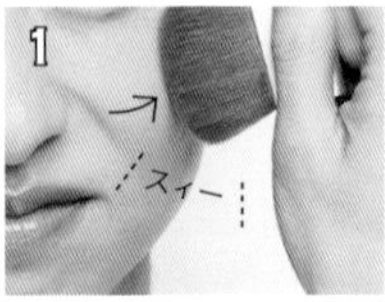

ブラシで優しく重ねていく

ファンデーションをブラシに少量とり、拭き取って保湿した部分に力を入れず優しくのばす。

2

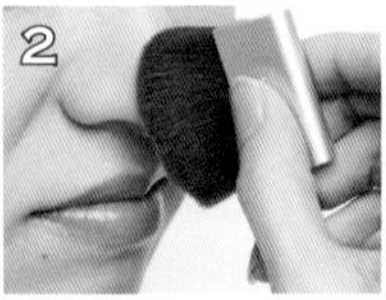

毛穴が目立つときは縦塗り

毛穴が隠れない場合、ブラシを肌に垂直にあててくるくる動かすと毛穴に密着して目立たなくなる。

朝はパフ、携帯するときはブラシと選べる

モデル使用

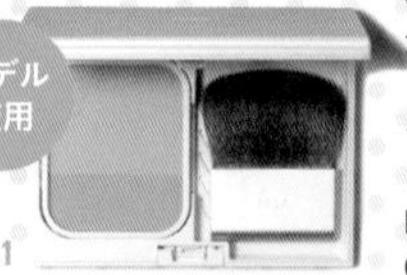

1

くすみや小ジワをカバーし、透明感あふれる仕上がり

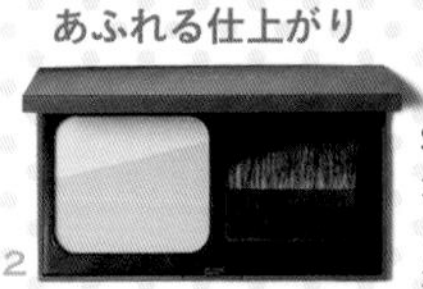

2

濃淡２色セットで、高い部分に明るい色を使うと◎。1 P102で紹介。ブラシもセットできる。パウダーファウンデイション N SPF25・PA++ 全6色 各￥6000（ケース・ブラシ込み）／イプサ　2 プリスティーンコンプレクションパウダーファンデーション SPF26・PA+++ 全8色 各￥8100（ケース・ブラシ込み）／THREE

困ったときの化粧直し -2-
「黒ずみが復活した！」

毛穴周りのくずれたファンデーションを浮かせてオフし、再びカバー。持ち運べるリキッド＝クッションファンデーションを使って。

1 オイルミストでファンデをオフ

オイルと化粧水が２層になったタイプのミストをバッグに入れておけば、日中に保湿しながらくずれたファンデーションを落とすことが可能です。

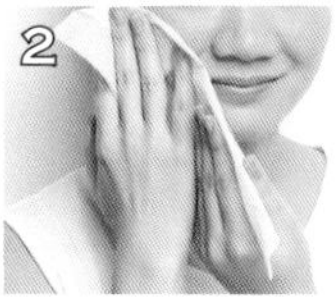

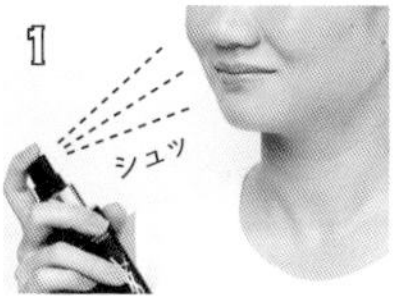

優しくティッシュオフ

詰まり毛穴の部分を中心に、顔全体をティッシュで押さえる（くずれていない部分はオフしなくてもOK）。

顔全体にミストをかける

オイルと化粧水の層が混ざるようによく振り、顔から少し離して、顔全体に吹きかける。

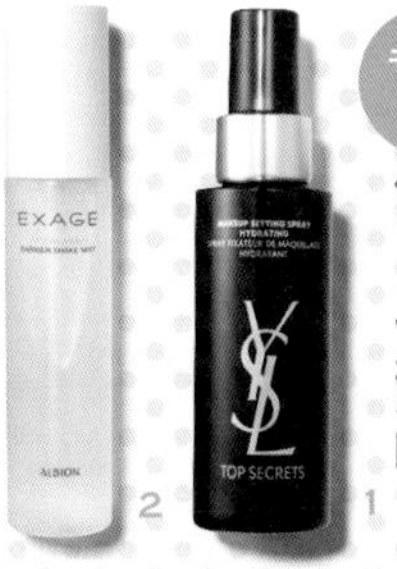
たっぷりの潤いで肌のバリア機能をサポート
EXAGE
ALBION
2
TOP SECRETS
1
モデル使用
潤いのフィルムを作り、くずれを防ぐ

朝のメイクの仕上げにも、日中のお直しにも使えるので、1本もっていると便利。１柔らかい霧が心地いい。トップ シークレット セッティング グロウ スプレー 100ml ￥6000／イヴ・サンローラン・ボーテ　２エッセンシャルオイルの香りが、日中の気分転換に。エクサージュシマー バリアシェイクミスト 60ml ￥3500／アルビオン

2 UVクッションファンデでカバー

詰まり毛穴はカバー力のあるリキッドファンデーションで隠すのがベスト。UVカットリキッドが入ったクッションファンデーションを携帯すると便利です。

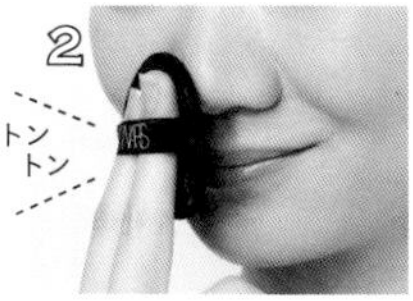

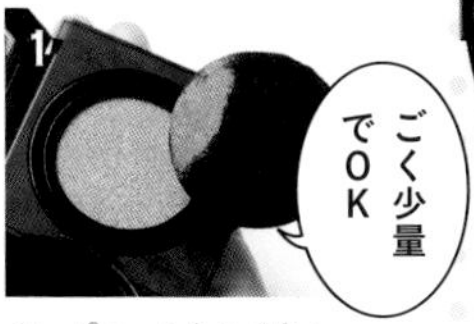

薄くなじませてカバーする

毛穴の気になる部分にトントンとなじませてカバー。他にも必要な部分を薄くカバーする。

スポンジの端に少量とる

クッションファンデーションを付属のスポンジの端に少量とる。カバー力があるので少しずつ。

なにもつけていないような軽さ

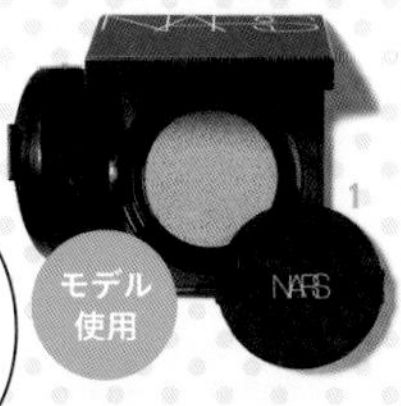

たっぷりの潤いで自然なツヤ感

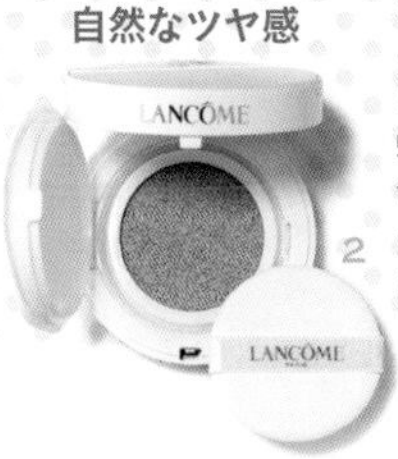

ハイカバータイプが◎。１さらっとした仕上がり。ナチュラル ラディアント ロングウェア クッションファンデーション SPF50・PA+++ 全6色 各￥6300（ケース込み）／NARS　２みずみずしいツヤ肌に。ブラン エクスペール クッション コンパクト H SPF50+・PA+++ 全5色 各￥6500（ケース込み）／ランコム

一、毛穴を癒やす暮らしにシフト！

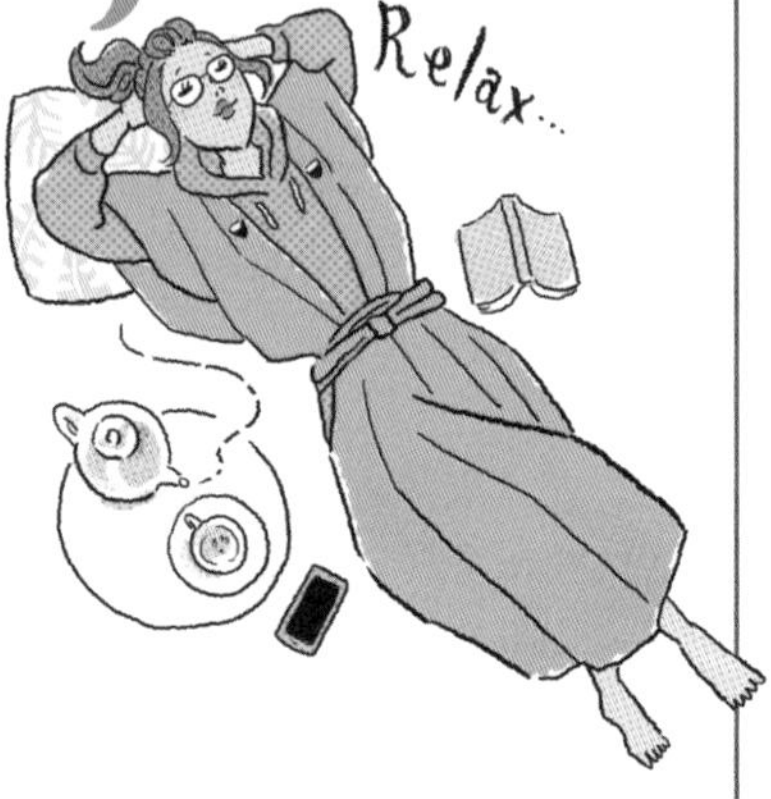

ストレスと上手につき合う暮らしを

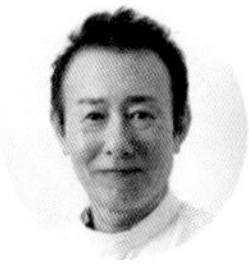

皮膚科専門医
亀山孝一郎先生

ここで少し、私自身の話をさせてください。

青山ヒフ科クリニックを開業した１９９９年、私は不眠や肩こり、便秘に悩まされ、ビタミンCは取り入れていたものの肌に締まりがない状態でした。クリニックには全国からたくさんの患者さんが来院されます。皆さんの肌をよくするために頭をフル回転で働かせ続けていたので、脳に血液が集中します。休暇もないのでストレスがたまります。それにより体が血行不良に陥り、肌や全身の不調が起こっていたのです。

忙しく働く女性の多くが、同じ症状をお持ちのことと思います。女性の場合は男性よりも肌にダイレクトに影響が出て、毛穴が開いたり、赤みが出たりニキビができたりという症状が起こります。

体が疲れて悲鳴を上げているときは、同じように毛穴も疲れていると思ってください。私が身をもって体験した、忙しく働きながらもストレス状態を克服する暮らし方のコツを、この章ではご紹介します。

毛穴にいい暮らし 1

ストレスはためない

ストレスを感じると皮膚の毛細血管の血行が悪くなり、それによって肌は栄養不足に陥ります。すると、皮脂分泌が増えて毛穴を広げたりふさいだり、コラーゲンやエラスチンが減少してたるみ毛穴が発生したりします。この流れについては、ここまでの章で何度かお話ししてきました。

さらに、ストレスによる皮脂分泌の増加にはホルモンが深く関わっています。これについてお話ししましょう。

女性は更年期になると、卵巣におけるエストロゲン（女性ホルモン）の分泌量が減少します。体は代わりに副腎由来のエストロゲンを増加させようとして、副腎皮質刺激ホルモン（コルチゾール）が増加します。しかし実際にはエストロゲンはほとんど増加せず、代わりに副腎皮質由来の男性ホルモンであるDHEAが分泌されてしまうのです。

コルチゾールには長く分泌されるとコラーゲンやエラスチンの合成を抑え

ストレスと毛穴の関係

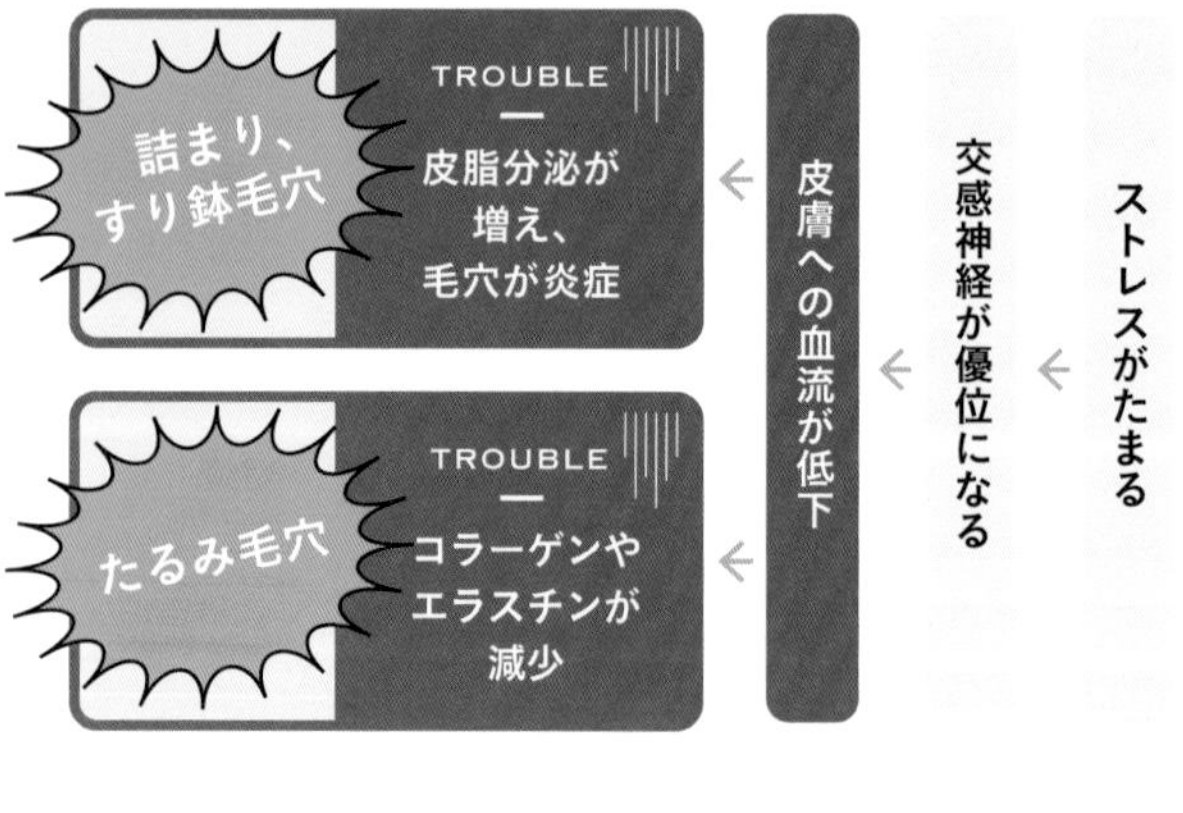

ストレスがたまる
交感神経が優位になる
皮膚への血流が低下
TROUBLE
皮脂分泌が増え、毛穴が炎症
詰まり、すり鉢毛穴
TROUBLE
コラーゲンやエラスチンが減少
たるみ毛穴

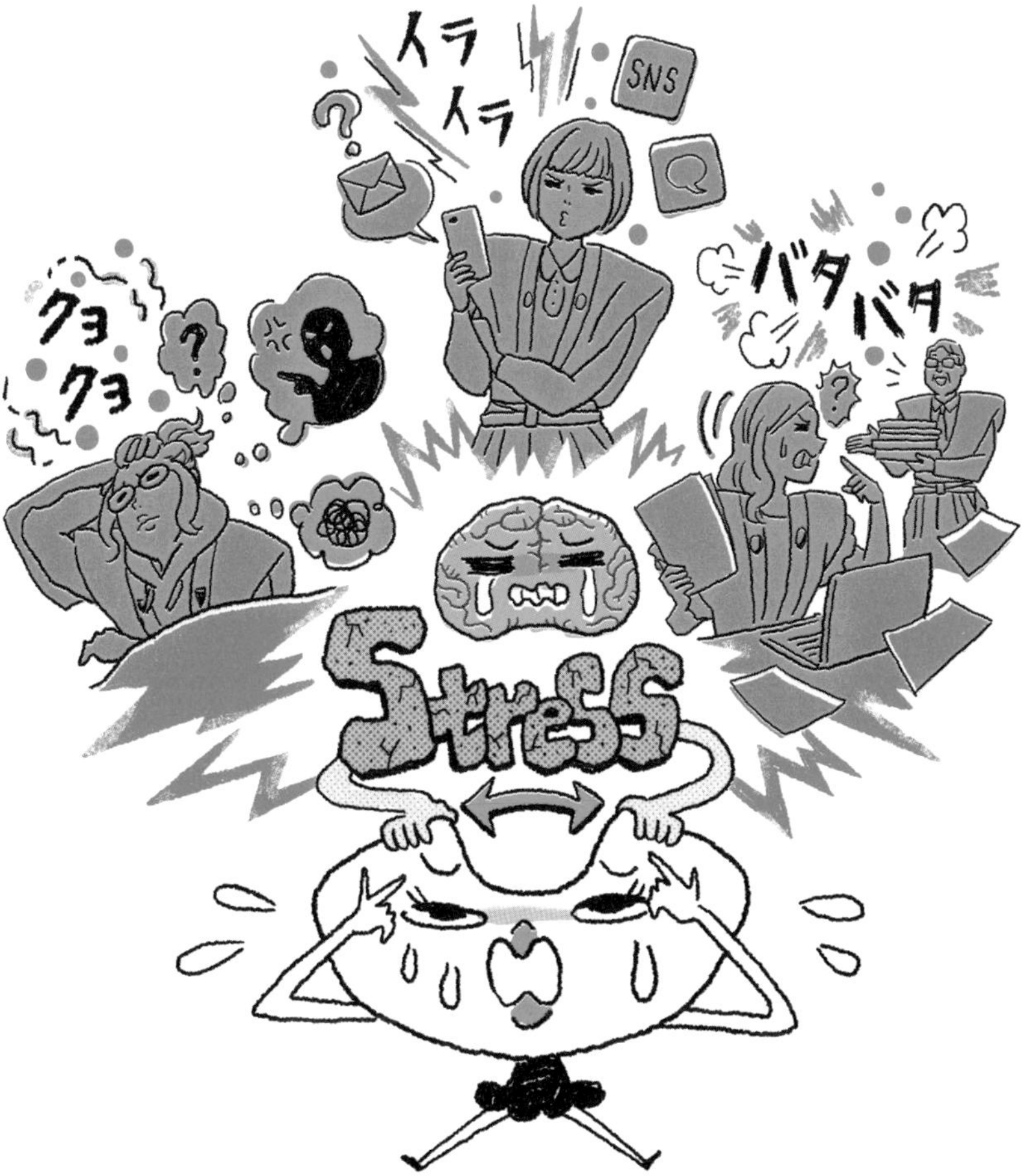

る働きがあり、また皮脂分泌を促すDHEAの作用もあって、毛穴はますます開きます。

20〜30代の忙しく働いている女性は大きなストレス状態にあります。それによりエストロゲンの分泌量が減少し、更年期と同じようなホルモン状態になることが報告されています。

たとえば、好きなことをしたり体を動かしたりして発散する。抱え込まず周囲の人に相談してみるなど、ストレスを減らす工夫をしてみましょう。それに、辛いストレスがあるからこそ、ストレスフリーのありがたさを実感できるもの。その緩急を楽しむこともひとつの方法です。

毛穴にいい暮らし
2

睡眠時間は死守

人によってちょうどいい睡眠時間はさまざまですが、5時間を切るのは誰でも睡眠不足といえる状態です。

睡眠時間が短かったり、眠りが浅いと、肌にダイレクトに影響が現れ、キメが乱れたり毛穴が開いたり、肌荒れを起こしたりします。そこには、成長ホルモンが深く関わっています。

成長ホルモンとは、睡眠中に多く分泌されるホルモンです。骨や筋肉の成長を促す以外に、代謝をコントロールする働き、女性ホルモンの分泌を促す働きがあります。

睡眠時間が少ないと、この成長ホルモンの分泌が不足して代謝が低下。ホルモンバランスも乱れて皮脂分泌が活発になり、毛穴が開いてしまうのです。

さらに、充分に疲れが取れなかった状態が続いて体が危機感を覚えると、防衛反応で皮脂分泌が増加します。

成長ホルモンは、入眠30分から1時間で最も多く分泌されることがわかっています。睡眠時間を確保するだけでなく、その時間帯の眠りを深くするよう工夫することも大切です。夕食は寝る3時間前には済ませて胃を休め、ぬるめの湯船にゆっくりと浸かって副交感神経を優位にしてから眠りにつくようにしましょう。

ベッドに入ってもなかなか眠れないという場合、体の疲れが足りないこともあります。日中よく歩いたり、適度な運動を取り入れてみましょう。

毛穴にいい暮らし３

タバコ厳禁

タバコの害が認識され、男性の喫煙率は徐々に下がっていますが、女性の喫煙率はほぼ横ばいという報告があります。でも、タバコは美容にダイレクトに影響を与えます。若いうちは大丈夫と思っていても、歳を重ねたとき必ず後悔することになりますから、今すぐやめるべきです。

タバコにはニコチンが含まれます。このニコチンが毛細血管を収縮させるため、肌に栄養が行き渡らなくなり、乾燥や、くすみ、たるみが進行します。

また、ニコチンは体内のビタミンCを壊してしまうため、いくらビタミンCをとっても追いつかず、皮脂分泌や毛穴の開きを抑えるためのビタミンCが不足してしまいます。ニコチンは卵巣の血流減少も引き起こし、女性ホルモンの分泌を阻害します。

このほかにもちろん、がんや生活習慣病への影響も大です。百害あって一利なし、それがタバコなのです。

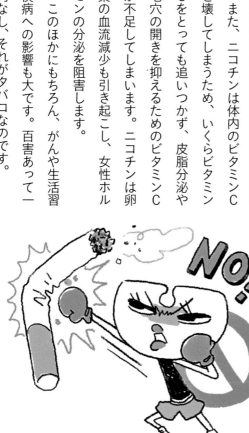

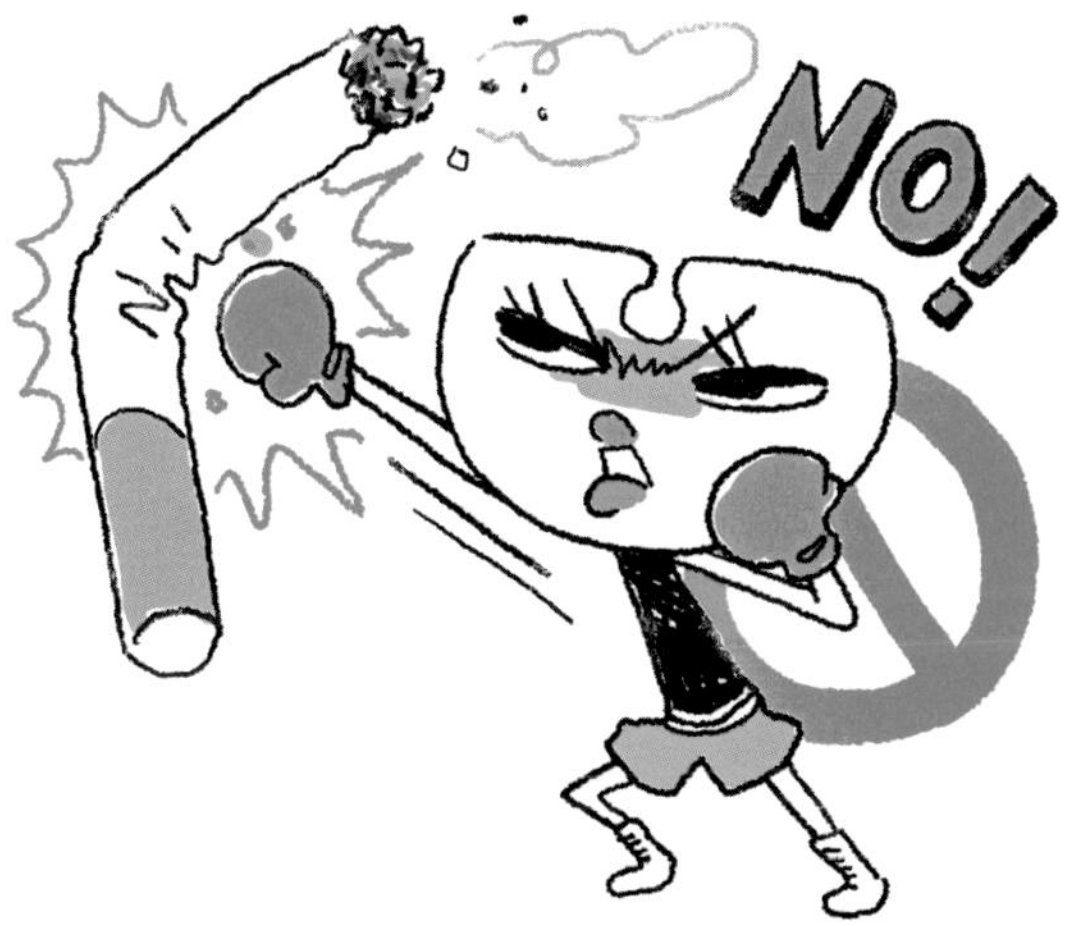

毛穴にいい暮らし
4

NO! 紫外線

日焼け止めを一年中つけていますか？ 日差しが強いときだけ、外出するときだけという人も多いのではないでしょうか。

無防備に浴びる紫外線は、毛穴を開かせる大きな原因となります。紫外線は皮膚に炎症を与え、皮脂の酸化を促す作用もあります。酸化して過酸化脂質に変化した皮脂は毛穴を刺激し、炎症を悪化させて、すり鉢毛穴の原因に。また、ターンオーバーも乱すので、毛穴が詰まる原因にもなります。

さらに、紫外線の中でも波長が長いUV-Aは、肌の奥の真皮に到達し、コラーゲンやエラスチンなどの弾力線維を変性させます。硬くなり量も減ってしまうので、肌が弾力を失い、たるみ毛穴が進行してしまうのです。

紫外線のダメージは1日経つとリセットされるものではなく、肌の中に少しずつ蓄積し、確実に肌を老化させます。だから「ちょっと外に出るだけだから大丈夫」と油断せず、朝のスキンケアが終わったらすぐ、顔全体に日焼け止めを塗ることを習慣にしましょう。UV-Aは窓ガラスを通過して室内に入り、しかも年間を通してその量はあまり変わらないので、たるみ毛穴を防ぐには365日、日焼け止めを塗ることが必要です。

また、日中は汗をかいたらファンデーションをこまめに塗り直すだけでも紫外線防止効果が高まります。

毛穴にいい暮らし 5

食事は腹八分目

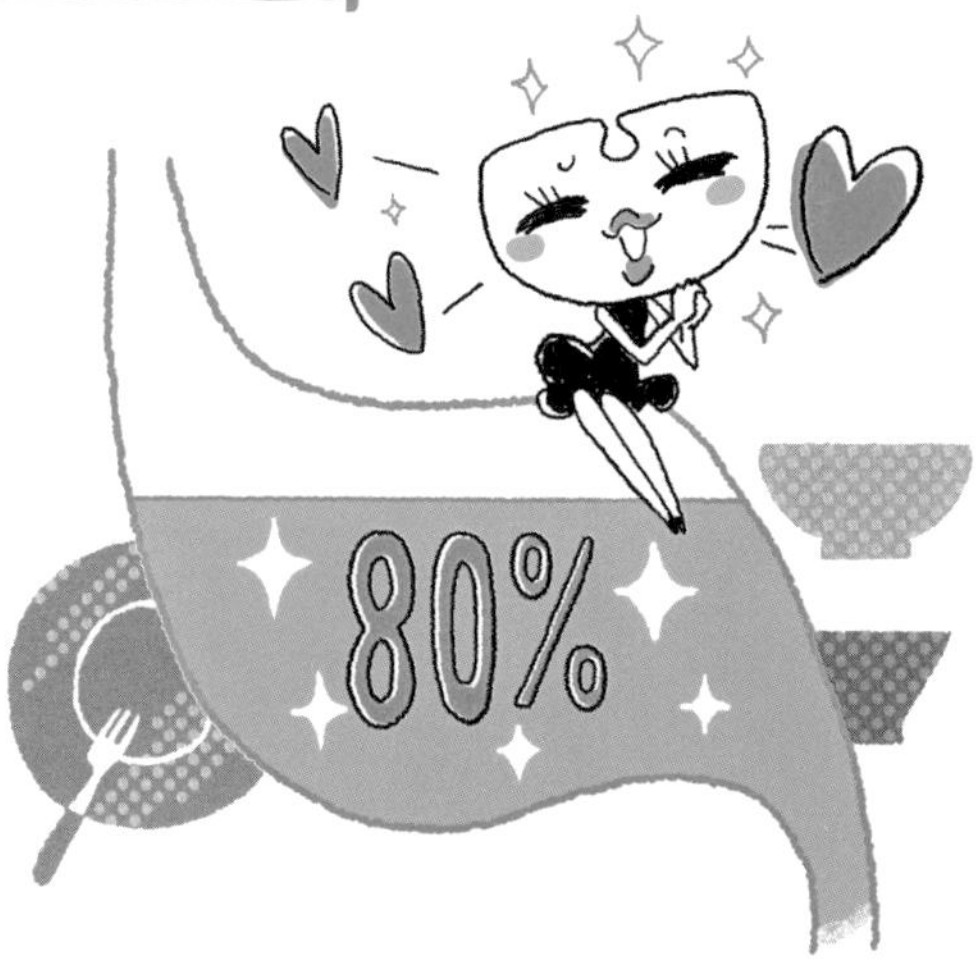

満腹になるまで食べたり、高脂質や高糖質の食事をとると、細胞内にあるミトコンドリアから皮脂の合成を促す指令が出て、毛穴の開きや炎症につながります。また、脂質や糖質を分解するのにビタミンB群が使われ、体も肌もビタミン不足に陥ってしまいます。

野菜やタンパク質多めの食事を適量とることで、肌にも体にもいい状態を作ることができるのです。

満腹になるまで食べないと気が済まないという人は、まずは野菜やタンパク質をなるべく多くとって満腹感を得るようにし、慣れてきたら徐々に量を減らすよう心がけてみましょう。

また、体内で活性酸素を除去してくれるビタミンCはどんどん消費されてしまうので、食事はもちろんサプリメントで補うことが大切です。肌に届けるためには一日最低1グラムのビタミンCが目安と考えてください。一度にとらず、こまめに補うようにして。

毛穴にいい暮らし

6

運動でストレス解消

運動をすると全身の血液が巡り、細胞の働きも活発になって、日々のストレスで縮こまった体が蘇ります。運動があまり好きではないという人でも、体を動かすことで物理的なストレス解消効果が期待できるのです。

さらに、運動をすると体内で「AMPK」という酵素の分泌が増えます。代謝を上げて皮脂分泌を抑制する働きがあり、美肌と若返りの切り札です。

私は毎朝少し早起きして、好きな音楽を聴きながらジムで体を動かしています。週末にはゴルフも楽しみます。これによってストレスから解放され、仕事もより楽しくなりました。

まずは1駅分歩くだけでもOK。体を動かすことを始めましょう。

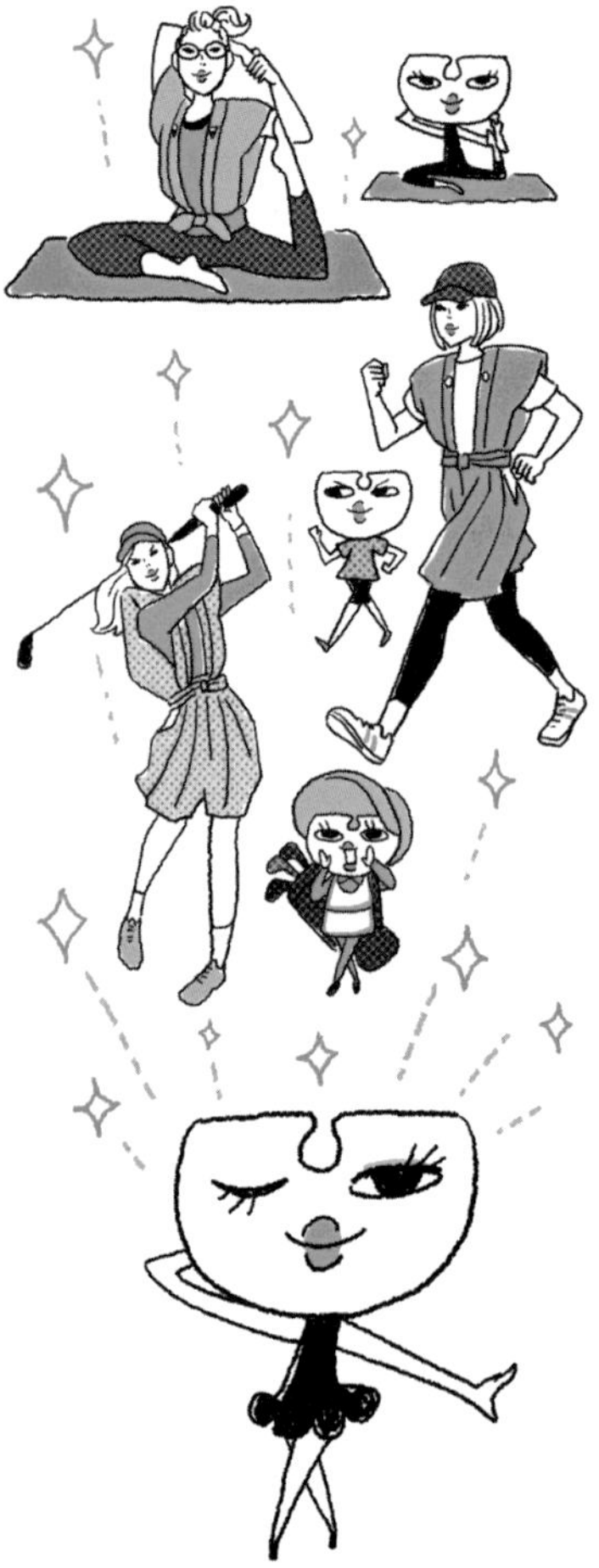

毛穴にいい暮らし 7

生理周期も関係あります

生理前に肌が脂っぽくなったり、ニキビができたり、というのは誰でも経験していることだと思います。

卵巣で分泌される女性ホルモンには、肌の潤いを増したり女性らしい体つきに整える「卵胞ホルモン」と、妊娠の成立に関わり、女性の体を守る「黄体ホルモン」の2種類があります。

生理の終わり頃から終了後1週間は、卵胞ホルモンが優位になり、肌の調子が良くなったり体がすっきりするように感じられます。生理の1週間後に、妊娠していない場合「排卵」があり、排卵後は黄体ホルモンが優位になります。黄体ホルモンは妊娠を成立させる＝女性の体を守るべく働くので、食欲が増したりむくみやすくなったり、皮脂分泌が盛んになったりするのです。

この変化は、閉経まで続きます。生理前に肌がベタついて毛穴が開いたとしても、それは体のリズムですから、憂鬱《ゆううつ》になる必要はないのです。

生理周期と肌の関係

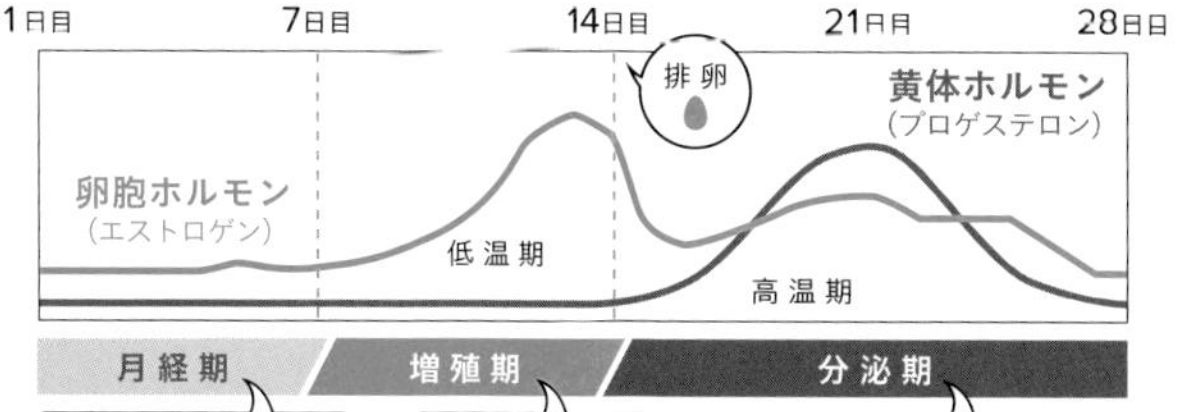

低め安定

卵胞ホルモンと黄体ホルモン、共に分泌が少なく、肌の調子は低め安定。

肌の調子GOOD

卵胞ホルモンが優位になり、肌の水分量が増して毛穴が閉まり、艶やかに。

脂っぽくなる

黄体ホルモンが優位になることで肌の皮脂分泌が増え、脂っぽく、ニキビも。

毛穴道愛の心得

一、毛穴はメンタル。「他人はたいして見ていない」と信じる

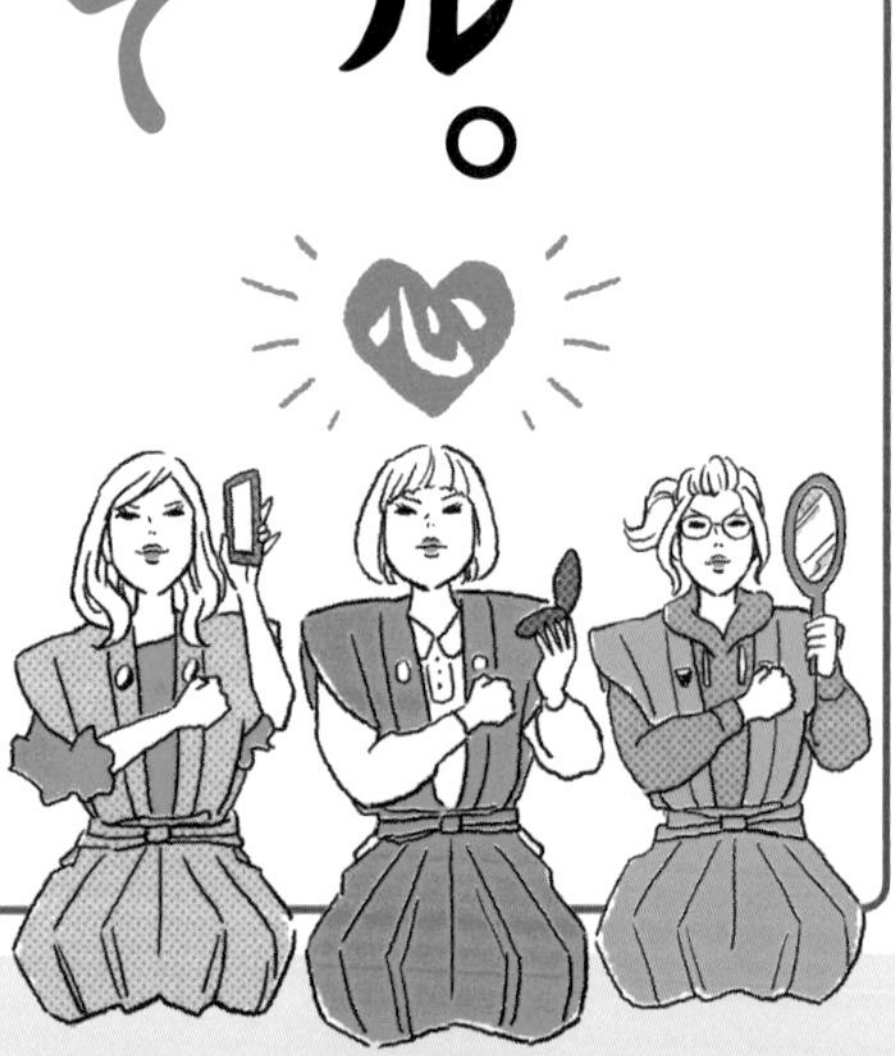

それは〝毛穴自意識過剰〟かもしれません

毛穴は、私たちの日々のストレスから肌を守るために闘ってくれている、かわいいヤツ。ここまで読み進めて、頭ではそうわかっているはずなのに、目立つ毛穴の存在がどうしても気になって気になって仕方ない……という人も、いることでしょう。

この書籍の制作中、たくさんの女性に取材を行った中で、気になった声をご紹介します。

「毛穴を見られたくないから人に近づきたくないんですが、職場では近づかざるを得ないので、みんなに汚いと思われているんだろうなと感じながら仕事しています（笑）」

「最近結婚して夫と暮らし始めたのですが、汚い毛穴を毎日見せるのが申し訳ない気分」

「鼻と頬の毛穴がとても気になり、好きな人にすっぴんを見せるのが恥ずかしい」

どのコメントの女性も、決して「なるほどおっしゃる通り」というスゴイ毛穴の持ち主ではなく、ごく軽症の詰まり毛穴やすり鉢毛穴に、過剰なまでに悩んでいました。メイクもおしゃれもがんばっているのに〝毛穴〟という一点にとらわれて、自信を失ってしまっているのです。

でも、こう考えるとハッとしませんか？　もしかして〝毛穴自意識過剰〟なのかも、と。

職場で相手と接近したとき、顔をまじまじと見る人はいるでしょうか？　至近距離で自分が相手の顔を凝視しないように、相手も書類などに目を落としているはずです。

そして、一定の距離を保って接している場合、相手の目に毛穴はほとんど見えていません。気づかれるのは「なんとなく元気がない？」「疲れている？」といった、大きな印象の変化ぐらい。「今日、毛穴開いてる？」と思われることは、まずないのです。

彼や旦那さんといった近しい間柄で至近距離になっても、毛穴を気にして自信を失う必要はありません。男性は、そこまで女性の肌をじっくりと観察していないからです。

人の視線は目や口など動くパーツに集中。毛穴を観察されていることは、まずありません

毛穴が気になって仕方がない、その理由を自分の心に問いかけてみましょう。「毛穴レスな美肌になりたいから」はもちろんですが、そのさらなる理由は、人に毛穴を見られている気がして自分に自信がもてないから？　肌がキレイな人と自分を比較して、落ち込んでいるから？

男性はもちろん、女性も含めて、人はそれほど他人のことをよく見ていないものです。職場などで相手との距離は1メートル以上あいていることが多く、そうするとよほど目がいい人でない

限り、肌の細部まではわかりにくくなります。

加えて、人の視線は相手の目や口など動くパーツに行きやすいもの。ニキビがひとつできていても、自分から申告しないと気づかれないぐらいです。小さな毛穴の集合体なんて、まず、見られていることもウワサになっていることもない……と考えれば、少し気が楽になりませんか？

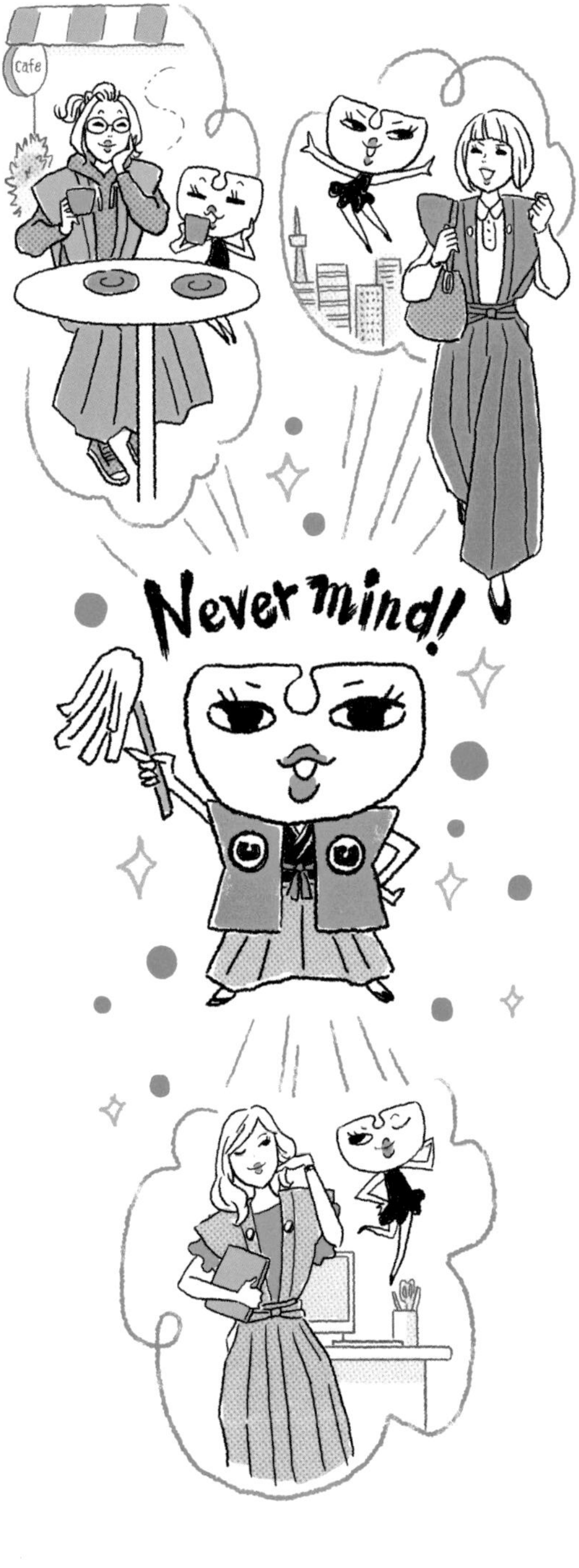

そんなふうに、毛穴について思い詰めるのをやめたうえで、「いつか、今より毛穴が目立たなくなればいいな」程度の気長な気持ちで、本書の毛穴対策スキンケアメソッドを取り入れてみると、きっと効果を実感することができます。結果を急ぐとつい手に力が入ったり、毛穴の汚れを指で押し出したくなってしまうけれど、その日の結果にこだわらなければ、優しく寛容な気持ちで肌を扱うことができます。すると、早ければ2週間後、1ヵ月後には効果が表れ、半年後、1年後にはもっと毛穴の目立たない肌を手に入れていることでしょう。毛穴ケアには、優しくいたわる気持ちと、焦らないことが何より大切。そのためには、人の目を気にせず、他人と比較することもなく、自分の肌と向き合う姿勢が欠かせません。

「毛穴道」は一生もの。ストレスを減らし、毛穴を愛し、自分の肌を好きになろう

本書の「毛穴道」は、毛穴とニキビの研究を30年以上続けてきた亀山孝一郎医師の「毛穴が目立つ原因は、ストレスと皮脂。ビタミンCを中心としたビタミンケアを取り入れることで、毛穴は縮小する」という理論を、大きな柱としています。その理論に沿って、スキンケアコスメを25年以上試し、取材し続けてきた美容エディターの大塚真里が、スキンケアのメソッドとおすすめコスメを提案。ヘア&メイクアップアーティストのAYAが、ただ隠すだけではない、毛穴に負担を

かけずキレイにカバーするメイク方法を提案しました。セルフケアだけでは難しい毛穴のケアに、メディカルエステや医療の力を借りる方法も、亀山理論に沿ってご紹介しています。

すべてのメソッドは『VOCE』読者がモニターやモデルとなって試し、その効果を実証済み。もちろん個人差はありますが、あなたの毛穴に合うお手入れがきっと見つかるはずです。

気にしすぎず、気楽に。一生ものの「毛穴道」を知ることで、日々のストレスが少しでも減り、思い詰める心が軽くなり、毛穴と上手に付き合えるようになれますように。

本書をお読みくださったすべての方に、自分の肌をもっと好きになれる日が訪れることを、心より願っています。

監修・亀山先生のクリニックをご紹介
青山ヒフ科クリニック

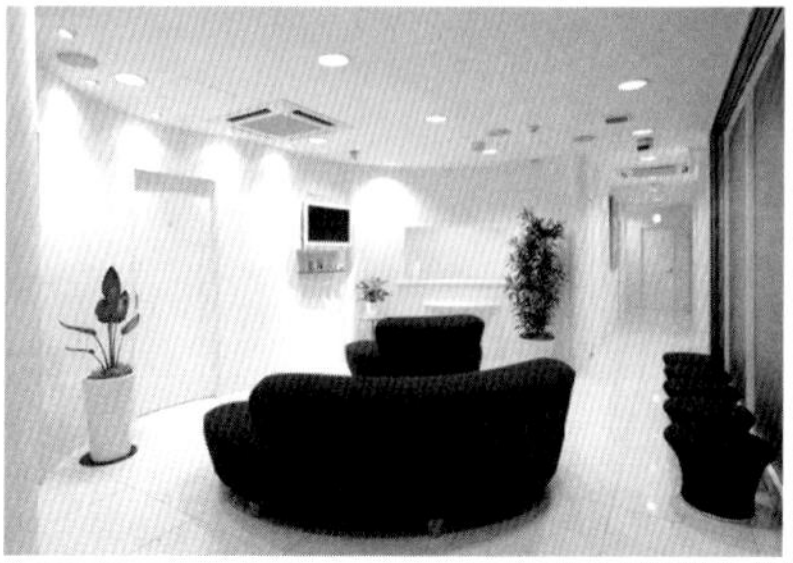

DATA

東京都港区北青山3-12-9
花茂ビル3Ｆ
☎03-3499-1214（完全予約制）
［診療時間］11:00〜14:00
15:10〜20:00
（土曜は〜19:00）
［休 診 日］木・日・祝
https://aoyamahihuka.com/

亀山先生の適切な診察と治療が受けられる

ビタミン療法の第一人者である亀山孝一郎先生が1999年に開業。毛穴やニキビはもちろん、シミやくすみ、シワやたるみまで、トータルな美肌ケアとストレスケアを行っています。美容的施術は亀山先生が行う皮膚科治療と看護師やエステティシャンによるエステトリートメントに分けられますが、すべて亀山先生が肌の状態を診察してから治療や施術内容を決定するので、安心して受けることができます。

また、保険診療を行っているところも大きな安心ポイント。肌荒れやかぶれなどの突発的症状からアンチエイジング治療まで、肌のかかりつけ医として丸ごとお任せすることができるクリニックです。

毛穴が気になる人や肌悩みがある人は、ぜひ一度、気軽に足を運んで。

自宅で毛穴ケアができる外用剤を処方しています

自宅でのスキンケアは、毛穴やニキビケアの基本中の基本です。 1高濃度ビタミンC誘導体とB群、グルタチオン、皮脂分泌と炎症を抑える植物エキスを配合。毛穴レス美白ローション 60㎖ ¥10000 2肌のコラーゲン産生を促す植物エキス・セラビオを配合。キメをふっくら整え、毛穴が引き締まった肌に。セラビオエッセンス 70㎖¥12000／ともに青山ヒフ科クリニック（価格は初診料別）

高濃度ビタミンCとグルタチオンが毛穴に効く

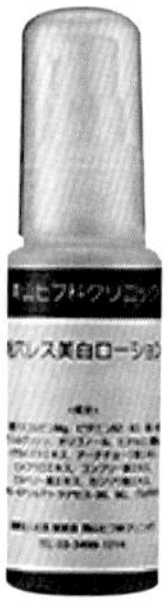

1

大人の肌やせによるたるみ毛穴もふっくらと！

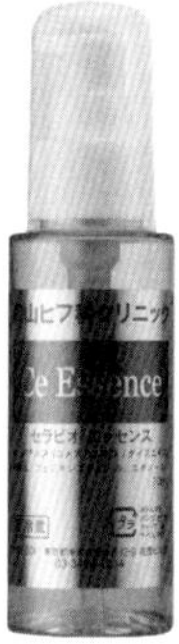

2

協 力 店

アクセーヌ	0120-12-0783
アディクション ビューティ	0120-58-6683
アルビオン	0120-11-4225
アンプリチュード	0120-78-1811
イヴ・サンローラン・ボーテ	0120-52-6333
イプサお客さま窓口	0120-52-3543
エクロール	☎03-5524-0330
エトヴォス	0120-04-7780
エレガンス コスメティックス　お客様相談室	0120-76-6995
花王ソフィーナ	0120-16-5691
カネボウインターナショナルDiv.	0120-51-8520
カネボウ化粧品	0120-51-8520
カバーマーク カスタマーセンター	0120-11-7133
キールズ	☎03-6911-8562
クラランス	☎03-3470-8545
クレアお客様相談室	☎03-5979-0841
クレ・ド・ポー ボーテ　お客さま窓口	0120-86-1982
コーセー	0120-52-6311
コスメデコルテ	0120-76-3325
SHISEIDO お客さま窓口	0120-58-7289
資生堂 お客さま窓口	0120-81-4710
スキンケアファクトリー	0120-05-5033
SUQQU	0120-98-8761
THREE	0120-89-8003
第一三共ヘルスケア お客様相談室	0120-33-7336
タカミお客さま相談室	0120-29-1714
常盤薬品工業　ノブお客さま相談室	0120-35-1134
ドクターケイ	0120-68-1217
ドクターシーラボ	0120-37-1217
ドクター津田コスメラボ	0120-55-5233
NARS JAPAN	0120-35-6686
ファンケル 美容相談室	0120-35-2222
プロティア・ジャパン	0120-08-5048
メイクアップフォーエバー	☎03-3263-9321
ヤーマン	0120-77-6282
ランコム	☎03-6911-8151
ロート製薬オバジコール	☎06-6753-2422
ローラ メルシエ ジャパン	0120-34-3432

掲載した商品の価格は、一部をのぞきすべて本体価格〈税別〉表示です。

化粧品やビタミン剤、外用薬、メディカルエステ、美容医療の情報は、2020年5月現在のものです。

[監修] 皮膚科専門医 亀山孝一郎《かめやまこういちろう》

医学博士。青山ヒフ科クリニック院長。1980年北里大学医学部卒業。大学病院や米国立保健衛生研究所で研鑽を積み、1999年に青山ヒフ科クリニックを開業。同年発表の「ニキビは感染症ではなく活性酸素病である」とする論文を始め、ニキビや毛穴、ビタミンCにまつわる論文多数。

[著] 毛穴道研究会《けあなどうけんきゅうかい》

毛穴を敵とせず、毛穴を慈しむことで、〝自分にとっての最高な毛穴状態〟に導く「毛穴道」を追求する会。毛穴研究の第一人者である皮膚科医・亀山孝一郎、スキンケアの取材歴20年以上のエディター・大塚真里、女優やタレントの信頼も厚いヘア&メイクアップアーティスト・AYA、そして毛穴に悩む一般女性9名で結成されている。

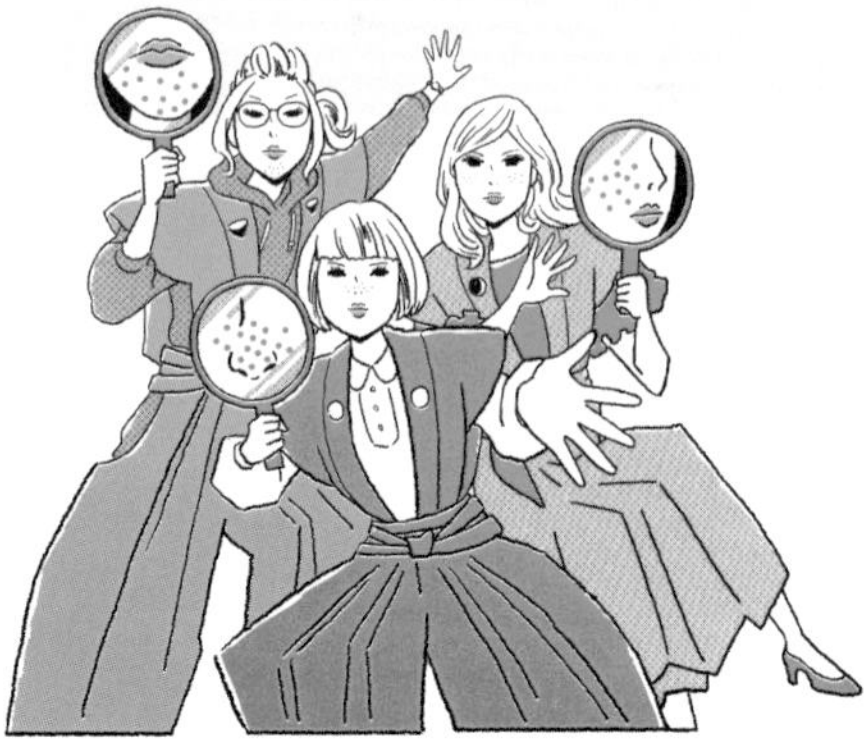

講談社の実用BOOK

毛穴道《けあなどう》

もう一生悩《いっしょうなや》まない。

2020年5月13日　第1刷発行
2020年7月7日　第3刷発行

著　者　毛穴道研究会《けあなどうけんきゅうかい》

監　修　亀山孝一郎《かめやまこういちろう》
発行者　渡瀬昌彦
発行所　株式会社 講談社
〒112-8001
東京都文京区音羽2-12-21
編集　☎03-5395-3814
販売　☎03-5395-3606
業務　☎03-5395-3615
印刷所　大日本印刷株式会社
製本所　大口製本印刷株式会社

STAFF

装丁・デザイン　羽鳥光穂
イラスト　本田佳世
毛穴図　BACKBONEWORKS
ヘア&メイク　AYA（LA DONNA）
読者・静物写真　伊藤泰寛（本社写真部）
取材・文　大塚真里

ISBN978-4-06-519894-0